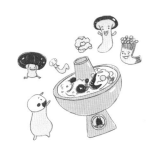

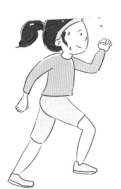

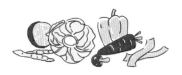

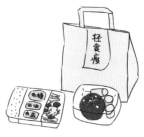

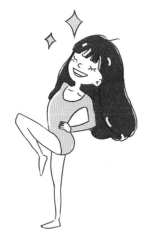

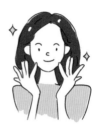

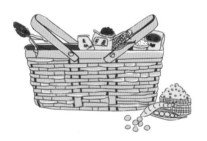
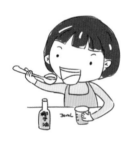

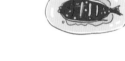

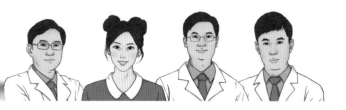

21天

北京广播电视台《我是大医生》栏目组◎著

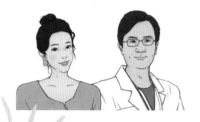

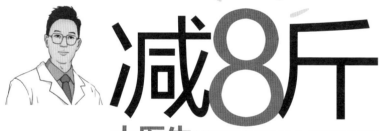

减8斤

大医生说不挨饿的减肥秘籍

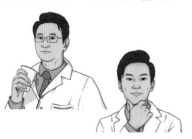

江苏凤凰科学技术出版社·南京

图书在版编目（C I P）数据

21天减8斤：大医生说不挨饿的减肥秘籍 / 北京广播电视台《我是大医生》栏目组著. -- 南京：江苏凤凰科学技术出版社，2022.7

ISBN 978-7-5713-2598-5

Ⅰ．①2… Ⅱ．①北… Ⅲ．①减肥－基本知识 Ⅳ．①R161

中国版本图书馆CIP数据核字(2021)第259905号

21天减8斤　大医生说不挨饿的减肥秘籍

著　　　者	北京广播电视台《我是大医生》栏目组
责 任 编 辑	祝　萍　陈　艺　汤景清
责 任 校 对	仲　敏
责 任 监 制	方　晨

出 版 发 行	江苏凤凰科学技术出版社
出版社地址	南京市湖南路1号A楼，邮编：210009
出版社网址	http://www.pspress.cn
印　　　刷	佛山市华禹彩印有限公司

开　　　本	880mm×1230mm　1/32
印　　　张	8
字　　　数	150 000
版　　　次	2022年7月第1版
印　　　次	2022年7月第1次印刷

标 准 书 号	ISBN 978-7-5713-2598-5
定　　　价	68.00元

图书如有印装质量问题，可随时向我社印务部调换。

·目 录·
CONTENTS

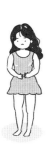

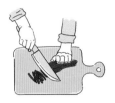

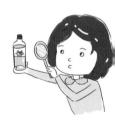

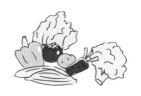

Chapter3　技巧式减肥，注重日常细节闪电瘦

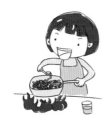

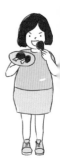

Chapter4　辨别体质，中医对症减肥法

Chapter5　超简单运动减肥法，懒人使用更有效

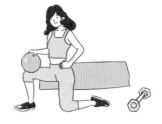

1周减4斤，
从直面自己的体重开始

01 自测内脏脂肪是否超标

主讲专家：北京医院内分泌科主任医师郭立新

　　每个女性都希望自己苗条美丽，都讨厌身上累赘的脂肪，尤其是堆积在腹部的脂肪，严重影响身材和美观，但脂肪对人体来说却有着不可或缺的作用。

　　实际上，我们可以把脂肪大致分为以下常见的 3 类：

　　第一类是要命的脂肪。这一类脂肪的增加有可能给我们带来致命的疾病。

　　第二类是变脆的脂肪。这一类脂肪的增加可以使我们的动脉出现粥样硬化，使血管脆性明显增加，进而可能引发一系列和大血管病变相关的严重病症。

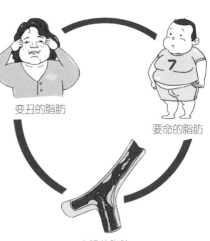

变丑的脂肪

要命的脂肪

变脆的脂肪

　　第三类是变丑的脂肪。变丑的脂肪让我们看起来像"赘肉横生"，不再那么苗条。

★要命的脂肪危害★

　　要命的脂肪，就是我们常说的内脏脂肪。具体表现为腹型肥胖（也叫内脏型肥胖、向心性肥胖、苹果形肥胖），也就是腰粗、肚子大的体形。它不但会造成心脏肥大，增加猝死风险，还是诱发 10 多种常见癌症的重要因素。

★看看你的内脏脂肪是否超标★

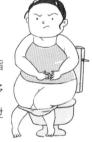

你的内脏脂肪超标了吗？我们应该如何自测内脏脂肪水平呢？下面介绍3种简便的自测方法。

1. 脂肪卡尺或手指测量法

用脂肪卡尺（网上可以购买）或手指夹起腰腹部脂肪，其厚度（数值）除以2后如果超过2厘米，说明你的皮下脂肪可能超标了。如果夹不起来，说明你的内脏可能堆积了很多脂肪。

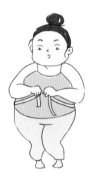

2. 算腰臀比（腰围÷臀围的比值）

笔直站立，轻轻吸气，用软卷尺测量肚脐上方一横指的腰围（最细处）与最凸出的臀围（最宽处）。健康男性的腰臀比为0.85～0.9，女性的腰臀比为0.75～0.8。如果男性腰臀比大于1.0、女性腰臀比大于0.85，表明其内脏脂肪过多，为内脏型肥胖。

3. 是否便秘

内脏脂肪过多的人，容易出现便秘的症状。因为内脏脂肪过高，平时运动较少的话，胃肠蠕动会减慢。肥胖的人多半喜欢吃油腻的食物，膳食纤维摄入少，容易出现大便排泄不畅。

 悦悦 贴 心 提 示

肥胖是便秘的原因之一，但我们一定要注意，便秘的原因很多，从包括结直肠癌在内的恶性疾病到很多良性疾病，都可能导致便秘。如果出现慢性便秘，不能单纯用肥胖来解释，建议及早到医院检查，再综合考虑如何处理。

栾杰医生 小讲堂

Q 读者

便秘真的很烦人，它是怎样导致的，与哪些因素相关？

A 医生 梦之队

引起便秘的原因有很多，如日常生活中形成的一些不良生活习惯和不均衡饮食，都是诱发便秘的重要因素，但也与下列因素相关：

第一，不健康的饮食习惯；

第二，不良的排便习惯；

第三，药物影响（长期使用泻药）；

第四，肠道功能减弱、胃肠功能紊乱；

第五，前列腺增生、肿瘤压迫。

10 种容易引起内脏脂肪肥胖的指标

☐ 1. 不喜欢运动。	☐ 6. 体形肥胖、怕冷。
☐ 2. 不吃早餐或很少吃，晚餐过于丰盛。	☐ 7. 血糖和胆固醇水平很高。
☐ 3. 经常吃零食。	☐ 8. 体重不重，但腰围很大。
☐ 4. 喜欢吃甜食。	☐ 9. 经常便秘。
☐ 5. 喜欢吃肉，很少吃蔬菜。	☐ 10. 食量大。

说明：如果上述情况占了 3 个以下，说明你比较健康，但仍需要注意预防，并尽快消除危险因素；如果上述情况占了 4 ~ 9 个，说明你属于内脏型肥胖，需要尽快改变不良生活习惯，调节饮食。

02 肥胖有标准，随意减肥有风险

主讲专家：北京协和医院临床营养科主任医师陈伟

减肥方法多种多样，节食、运动、吃代餐产品、喝果汁、辟谷、做减脂手术等，这些方法你一定都听说过，甚至亲身尝试过其中的减肥方法。但是，为什么越减越肥？也许你会回答："哎呀，我就是喝凉水都会胖的体质，减不了的！"

真的是这样吗？我们先一起看看你是不是真的需要减肥。毕竟很多人对胖瘦的认知不够正确，有的女生减肥减到出现厌食症，甚至付出生命的代价，都是因为缺乏对科学减肥的认知。

★内脏脂肪肥胖与否，看BMI、体脂率、腰围★

肥胖是指体内脂肪堆积过多或者分布异常、体重增加，是一种多因素的慢性代谢性疾病。肥胖与否，要参考客观的指标，而不能单纯靠主观感觉来判断。常见的客观指标有体质指数BMI、体脂率和腰围。

体质指数（BMI）

计算公式：BMI= 体重 / 身高 ^{2} （kg/m^2）

对中国人来说，如果你的BMI小于18.5,属于营养不良,不仅不需要减肥，还要增加营养补充。

如果BMI在18.5 ~ 23.9，说明你的体重在正常范围内。如果想变得更加苗条，可以尽量将BMI控制在正常范围低限左右。对中老年朋友来说，BMI接近高限较好。

如果BMI大于等于24，说明你超重了。按中国标准，BMI大于等于28，才叫肥胖。

王凯医生小讲堂

切记！不能单纯以 BMI 数值判断是否肥胖。

BMI 在 24 以上的人，才是真正需要减肥的人群，但这也不是绝对的，因为肌肉很发达的运动员或有水肿的患者，尽管他们的 BMI 偏高，但不算肥胖，只是肌肉量多或液体含量多。

还有一部分人 BMI 正常，但体脂含量超标，也就是我们常说的隐性肥胖。这种情况如果单纯根据 BMI 则不能准确判断肥胖与否，要加上体脂率才能准确地判断。

体脂率（BFP）

体脂率指的是身体脂肪含量占体重的百分比。正常范围是：男性体脂率 15%～20%，女性体脂率为 25%～30%。就算 BMI 是正常的，只要体脂率超标（男性大于 25%，女性大于 30%），就可以诊断为肥胖。

但因为测量过程中不可控的因素太多，所以体脂测量的结果仅仅作为参考。

腰围

腰围是目前公认的判断向心性肥胖最简单、最实用的指标。男性腰围大于 90cm，女性腰围大于 85cm，就可以诊断为内脏型肥胖，也就是我们常听到的"将军肚""苹果形身材"等。内脏型肥胖对人体健康的影响更大。

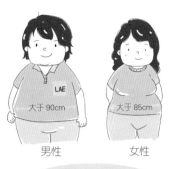

内脏型肥胖判断标准

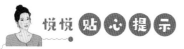

测量腰围时，很多人不知道该量哪个位置。很多人量肚脐周围或腰部最粗的地方，实际上都是不对的。

除去腰部覆盖的衣物，轻松站立，先从两边腋窝往下找肋骨最低的位置，两边作一连线；然后从两边髋关节最高点再作一连线。这两条线中间的位置就是我们要测量腰围的位置。与地面平行绕腹一周，紧贴而不挤压皮肤，在正常呼气末测量腰围的长度。

★ 减肥的实质是什么 ★

在明确了减肥的标准基础上，我们更要明确减肥的实质是什么。所谓减肥，实际是减脂肪，但是人体并没有直接排出脂肪的通道。我们知道脂肪是人体储存能量的一种形式。根据能量守恒定律，能量是守恒的，它既不会凭空产生，也不会凭空消失，只会由一种形式转化为另一种形式。减肥需要能量的"入不敷出"，也就是摄入的能量要比消耗少，这样才能消耗掉人体储存的脂肪。

减肥方法有没有效果，要看能量的摄入是不是低于日常消耗。需要提醒大家注意的是，减肥是为了保持健康，而适当合理的营养摄入是保证健康最基本的条件。因此，最健康的减肥方法无疑是合理膳食、适量运动。

知道了减肥的实质，在实际减肥过程中就要保持理性与科学性，谨慎选择。

在现实生活中，很多女性会选择代餐法、果蔬汁法进行减肥，其实这些都是不正确的减肥方法。代餐法就是用某一些食物取代正餐，如吃代餐饼干、代餐粥，甚至是只喝一些代餐果汁。一些代餐产品，表面上看，它的成分种类及含量都很丰富，人们就以为它的营养价值很高，实际上，代餐产品在制作过程中会有很多营养成分大量流失。所以，代餐产品的营养价值根本没有它食用说明上写的那么高，经常吃代餐产品来减肥，反而会对身体造成很大的影响。

像代餐法、果蔬汁法等用单一食物减肥的方法，能量摄入是很低，也有很好的饱腹感，可以在短期内迅速减重，但是营养成分单一，不能满足人体日常营养所需，只能短期使用。长期使用会导致一些营养素缺乏，而且一旦恢复正常饮食很容易反弹。体重反反复复地增减，对健康的影响也不容小觑。

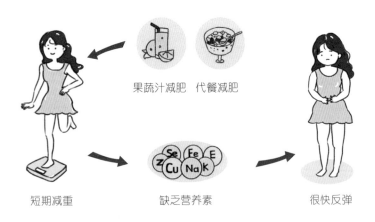

果蔬汁减肥　代餐减肥

短期减重　　　　　缺乏营养素　　　　　很快反弹

李建平医生 小讲堂

Q 读者

目前市面上的减肥产品都非常火热，我们可以选用吗？

A 医生 梦之队

使用减肥产品有一定的效果，但部分人群可能出现一些不良反应。还有很多减肥产品的商家，把产品功效吹得天花乱坠，其实利用的是能量守恒定律，不但要求你使用减肥产品，还会要求你通过少吃来减少能量摄入或者多运动来增加能量消耗。建议到正规医院让医生进行评估以后再遵医嘱用药。

03 身体质量指数，反映你的肥胖程度

主讲专家：北京协和医院临床营养科主任医师陈伟

中日友好医院减重糖尿病健康管理中心主任孟化

什么是身体质量指数？身体质量指数简称体质指数，英文为 Body Mass Index，简写为 BMI。

BMI 是用体重（kg）除以身高（m）的平方得出的数字，是国际上常用的衡量人体胖瘦程度及是否健康的一个标准。BMI 简单、实用，可反映全身性超重和肥胖，在判断身体因超重而面临心脏病、高血压等疾病风险时，比单纯地以体重来判定更具准确性。

$$BMI = \frac{体重（kg）}{身高^2（m^2）}$$

如果一个人的身高为 1.75m，体重为 68kg，那么他的 BMI=68/（1.75×1.75）=22.2，在 18～24 的正常范围内。

BMI 分类	WHO 标准	亚洲标准	中国参考标准	相关疾病发病的危险性
偏瘦	<18.5	<18.5	<18.5	低（但其他疾病的危险性增加）
正常	18.5～24.9	18.5～22.9	18.5～23.9	平均水平
超重	≥25	≥23	≥24	
偏胖	25.0～29.9	23～24.9	24～26.9	增加
肥胖	30.0～34.9	25～29.9	27～29.9	中度增加
重度肥胖	35.0～39.9	≥30	≥30	严重增加
极重度肥胖	≥40.0			非常严重增加

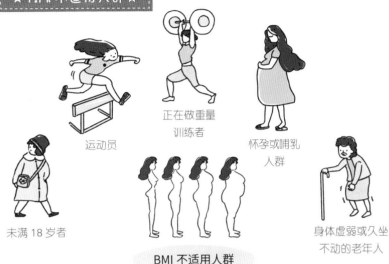

★ BMI 不适用人群 ★

正在做重量
训练者

运动员

怀孕或哺乳
人群

未满 18 岁者

身体虚弱或久坐
不动的老年人

BMI 不适用人群

★ 灵活运用 BMI，做好身材管理 ★

对减肥者来说，该如何运用 BMI 这个指标来管理好自己的身材呢？参考下文，能在一定程度上帮助你做好身材管理。

1. 体重过轻者

如果经过测量计算，得出 BMI 小于 18.5，说明你的体重过轻。这时就需要适当增加体重，平时可以多食用一些含蛋白质丰富的食物，如奶类及奶制品、鸡肉、鱼肉等，提升肌肉力量。

2. 体重正常者

如果经过测量计算，得出 BMI 在 18.5 ~ 23.9，说明你的体重正常，应注意保持好这一体重状态，坚持适度锻炼与科学膳食。

3. 体重过重者

如果经过测量计算，得出 BMI 在 24 ~ 27，说明你的体重略微重了些，

11

但如果超过 27，甚至超过 32，就属于肥胖和体重过重了。为了身心健康，此时应立即把减肥、锻炼提上日程。

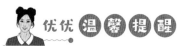

优优 温馨提醒

因为存在一定误差，所以 BMI 只能作为评估个人体重和健康状况的多项标准之一。BMI 没有把一个人的脂肪比例计算在内，所以一个通过 BMI 测量计算为超重的人，实际上可能并非肥胖。

举个例子，一个经常健身的人，由于体重有很大比例的肌肉，他的 BMI 会超过 30，但如果他身体的脂肪比例很低，就不需要减重。

栾杰医生 小讲堂

Q 读者

儿童与成人的 BMI 计算是通用的吗？

A 医生梦之队

儿童的 BMI 计算有自己的一套版本，与成人的 BMI 计算不是通用的。对成人来说，BMI 图表中的数值适合所有人。儿童的情况比较特殊，因儿童成长发育迅速，且男孩和女孩的发育速度不尽相同，所以儿童的 BMI 图表是按年龄和性别划分的。

儿童 BMI 也称作年龄 BMI，因为不同年龄有着不同的体重分级。测量出儿童的身高和体重数值，即可计算出儿童的 BMI，然后与按性别划分的年龄 BMI 百分位标准曲线图对应，再与该年龄的标准作比较，即可判断儿童当下的发育情况。

04 万卡定律，减肥者必知的大原则

主讲专家：北京协和医院临床营养科主任医师陈伟

从高效减肥来说，有一个关键点必须先明确，即肥胖最主要的原因是摄入的能量大于消耗的能量。要想减肥，就需要减少能量的摄入或增加能量的消耗。

"万卡定律"是人体热量管理的一种方式，指的是人体的消耗量减摄入量，每累计减少 10000kcal 时，身体就会减少 1 ~ 2kg 的体重。如果设定了一个减重目标，就可以计算出所需要减少的热量，然后根据饮食和运动的能量消耗，设定相对精确的阶段性减肥计划。

★抓住关键，有效运用万卡定律★

抓住关键，合理利用万卡定律，能够有效增加热量消耗，减少一定的热量摄入，形成能量缺口，从而逐渐实现减肥目的。

1. 要了解自己的基础代谢热量值

可以通过体脂秤或者根据自己的身高、年龄、体重计算出自己的基础代谢热量值，即基础代谢率。要注意的是，因为每个人的生活状况和职业等因素，得到的基础代谢热量值不是十分精确，但是可以作为一个参考值。

2. 要从饮食和运动中创造能量缺口

比如我们每天达到 1000kcal 的热量缺口，那么饮食方面就可以减少 600 ~ 800kcal 的摄入，运动方面就要多消耗 200 ~ 400kcal 的热量。如果每天创造 1000kcal 的热量缺口，30 天算下来就是 30000kcal。按照最低对应标准 10000kcal 的热量缺口减少 1kg，对应 30000kcal 的热量消耗，体重就能减少 3kg。

对一般人来说，每月减 3 ~ 5kg 问题应该不大。通过万卡定律，我们能清楚地知道减肥热量的流转，即提高基础代谢率，减少热量摄入，增加热量消耗，就是这么简单！

女性基础代谢率 =661+9.6× 体重（kg）+1.72× 身高（cm）−4.7× 年龄

男性基础代谢率 =67+13.73× 体重（kg）+5× 身高（cm）−6.9× 年龄

比如张女士，年龄 35 岁，身高 162cm，体重 65kg，那么她每天的基础代谢率是 661+9.6×65+1.72×162−4.7×35 ≈ 1399kcal

基础代谢率的计算公式

保持适宜的减重速度

通过以上文字，我们了解了"万卡定律"，因此，知道身体多长时间积累到 10000kcal，就能够算出多长时间可以减掉 2 斤（1kg）。临床建议比

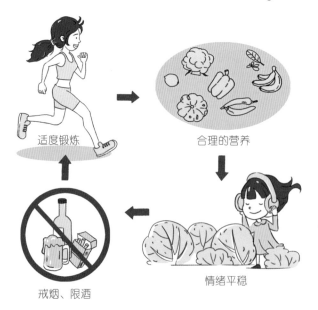

适度锻炼　　　合理的营养

戒烟、限酒　　　情绪平稳

较适宜的减重速度是每周减少 0.5 ~ 1kg。

减肥是一种科学的生活方式，包括合理的营养、适度锻炼、戒烟、限酒、情绪平稳。只有持之以恒，才能够减肥成功而不反弹。

保持合适的能量摄入限制

要想减肥，不完全是消耗能量，最主要的是限制能量摄入，保证均衡、合理的营养。减肥期间宜采取限制能量、均衡饮食的方案，把能量摄入限制在每天 1400 ~ 1600kcal，每天三餐规律进食。主食应该粗细搭配，全谷类食物含有丰富的膳食纤维，可以增加饱腹感，减轻饥饿感，有利于坚持减肥。

★知己知彼，打好消灭脂肪的仗★

只是认识了万卡定律，选对适合自己的减重速度还不够，还要知道脂肪是如何排出身体的，了解脂肪在什么情况下才能更充分燃烧，让我们对脂肪的认识更加充分，才有利于打好这场消灭多余脂肪的仗。

脂肪排出体外的方式

脂肪的主要组成成分是氧、氢、碳三种元素，与代谢相同质量的葡萄糖相比，代谢相同质量的脂肪所需的氧气更多，同时释放的能量也更多。脂肪代谢后的最终生成物是二氧化碳和水，水主要通过呼吸、皮肤、排泄等排出体外，脂肪的代谢产物 84% 由呼吸排出、15% 由汗液排出。

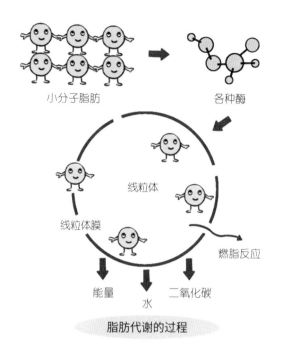

小分子脂肪 → 各种酶

线粒体

线粒体膜

燃脂反应

能量   水   二氧化碳

脂肪代谢的过程

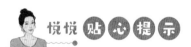

悦悦 贴心提示

即使脂肪的代谢产物 84% 由呼吸排出，但想要测算二氧化碳呼出、呼入比值，除非借助精密的仪器，否则没有更简便、准确的测量方法。实际上，我们通过测算自己心率也可以得知自己的脂肪燃烧情况。

有相关研究显示，持续运动时，心率维持在自己 65% ~ 70% 的最大心率范围内是身体动员脂肪供能的最佳心率范围。最大心率的简便计算公式很简单，用 220 减去自己的年龄即可。

脂肪在什么情况下才能充分燃烧

脂肪只有在以下 3 种情况下才能充分燃烧。

1. 运动情况下

运动的时候，由于能量需求增加，人体脂肪组织中的甘油三酯加速分解，为肌肉收缩提供能量。

2. 寒冷情况下

国外学者研究加拿大北极地区巡逻部队士兵体内脂肪含量迅速下降的现象后认为，在寒冷的气候中运动 1 ~ 2 周后，体内脂肪可消耗 2 ~ 3kg，而体重却没有明显变化。这种现象（脂肪燃烧）比在正常气候下运动要明显得多。

3. 糖异生情况下

英国第一位女首相撒切尔夫人每天吃 20 个鸡蛋，2 周减去 6kg，利用的就是糖异生原理。

什么是糖异生？糖异生是指生物体将多种非糖物质转变成葡萄糖或糖原的过程。对人体来说，肝脏是发生糖异生的主要器官，正常情况下，肾脏的糖异生能力只有肝脏的 1/10，但长期饥饿时，肾糖异生能力会显著提高，可达到减重的效果。

糖异生的主要前体是乳酸、丙酮酸、氨基酸及甘油等，而这些前体物质，尤其甘油，便是脂肪水解后的产物。

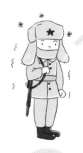
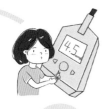

脂肪在什么情况下充分燃烧

糖异生

寒冷

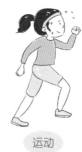

运动

 王凯医生 小讲堂

Q
读者

要促进脂肪燃烧，可以吃点什么食物吗？

A
医生
梦之队

其实吃东西并不能加快脂肪燃烧。最好的减肥方法是提高自身的基础代谢率。运动是减肥的最佳方式，一方面是运动能直接消耗热量，从而达到减肥的目的；另一方面，运动能提高人体的基础代谢率，让减肥作用更明显。除了多运动，还要注意摄入适当的热量，一定要吃早餐，吃高蛋白食物，并补充优质的碳水化合物。

05 顽固性肥胖的罪魁祸首

主讲专家：北京协和医院内分泌科主任医师朱惠娟

★顽固型肥胖的典型特征★

在现代化的快节奏生活下，很多人都是苹果形身材（内脏型肥胖），就是腰围比较大，臀围相对小一些。臀围小的人表明内脏脂肪量比较多。实际上，肥胖不光是体重增加，更多是指体内脂肪含量增加，而腰围又和我们内脏脂肪的含量直接相关，所以腰围大的人容易发生代谢相关疾病。

梨形身材的人臀围比较大，腰围相对较细，代谢指标相对而言是比较正常的。

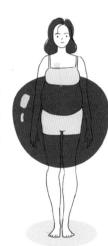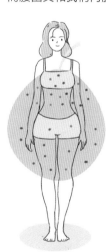

苹果形身材　　　　梨形身材

关于内脏型肥胖的数据

性别	腰围（cm）
女性	85
男性	90

注：现在越来越多的临床研究发现，当女性腰围大于 85cm，男性腰围大于 90cm 的时候，与肥胖相关的代谢性疾病的发生风险已经开始显著增加。

★顽固型肥胖的预兆：腋下、脖子变黑★

一个人发胖以后，机体的胰岛素水平升高，而胰岛素可以促进细胞增殖，特别是对我们皮肤上的细胞。这样的话，皮肤会变粗糙、变黑，尤其是腋下和脖子部位。我们把这种症状叫作黑棘皮症，也是判断顽固型肥胖的特征之一。

★抓住罪魁祸首：胰岛素抵抗★

临床研究发现，胰岛素水平改变或者胰岛素抵抗，与肥胖之间有着直接的关系。正常情况下，我们摄入的食物在体内会被分解成糖分，这时身体就会分泌胰岛素，把这些糖分运送到肝脏（形成肝糖原）或者骨骼肌（形成肌糖原），为其提供热量。

食物进入身体以后，会有一部分转变为糖分，如果发生了胰岛素抵抗，也就是说我们的胰岛素分泌量跟不上糖分的分解，或者说它的功能下降时，糖分就会变成脂肪细胞储存起来，使得我们的身体越来越胖。

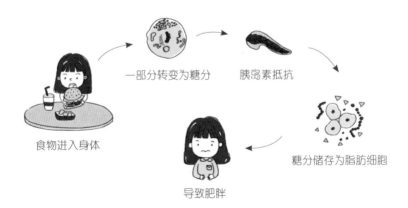

一部分转变为糖分　　　胰岛素抵抗

食物进入身体

糖分储存为脂肪细胞

导致肥胖

如何避免胰岛素抵抗

胰岛素抵抗是非常隐秘的，短时间内不会显现，它的过程一般需要 10 年甚至更久才会显现出来。如果出现胰岛素抵抗，血糖的上升就不可逆了，糖分会以脂肪的形式储存在身体内。时间一长，人就会越来越胖。因此，胰岛素可以说是减肥的一把钥匙。如果掌握好这把钥匙，那么减肥对我们来说就不再是什么难题了。

既然胰岛素抵抗与肥胖有如此紧密且直接的关系，那么平时如何避免出现胰岛素抵抗？

1. 少吃高糖食物

很多人减肥时，购买食品都会很注意选择低脂肪的食物，但大多数时候大家都不知道很多食品是用高糖弥补了低脂肪的味道缺点，这种食物进入身体后，血糖会迅速升高，进而导致胰岛素大量分泌，久而久之使身体产生胰岛素抵抗。如此下来，顽固型肥胖就会一直纠缠着你，难以摆脱。因此，选购食品时一定要多看营养成分表中的糖含量，以保持胰岛素分泌水平正常为前提。

2. 加强运动锻炼

众所周知，运动时往往需要消耗大量葡萄糖来提供能量。运动时，人体的血液循环会加快，此时血液中多余的葡萄糖可以不通过胰岛素就被马上分解、利用，人体只要分泌少量胰岛素就可以维持血糖平衡。

还有一点要明确的是，经常运动的人肌肉含量一般比较高，即使在非运动状态下，也会持续消耗血液中的葡萄糖，利于保持体形。所以，有了肌肉帮忙消耗血糖，我们就不用完全单纯依靠胰岛素来降糖，也能在很大程度上保护胰岛素分泌水平的平衡。一般而言，如果一天中有 60 分钟的有效运动，充分地激活肌肉，那接下来的 23 小时里，胰岛素都会维持在一个相对稳定的状态。

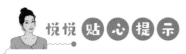

悦悦 **贴心提示**

注意，减肥、减重并不是食物摄入越少越好。

实际上，减重关注的是能量摄入与消耗的负平衡，但并不是说我们摄入得越少越好，因为机体正常的生理运转是需要一定能量的。我们并不主张极低热量的摄入，这种生活方式很难坚持，需要非常强大的毅力。一旦恢复正常饮食，体重就容易发生明显的反弹。

降低胰岛刺激，保持总热量不变才是减肥王道

我们强调的是，全天总热量摄入需要保持在一个合理的范围内。少吃多餐，这样我们每餐热量的摄入量就会相对减少，对胰岛的刺激也会降低。在总热量不变的情况下，我们由一天三餐变成一天多餐，实际上是减少了胰岛素的分泌，还能让我们没有明显的饥饿感，更容易坚持下来。

林国乐医生 **小讲堂**

Q

读者

减肥、减重期间，要完全杜绝摄入土豆、红薯等根茎类食物吗？

A

医生
梦之队

在减肥的过程中，我们不需要对土豆和红薯等根茎类食物有绝对限制。因为土豆和红薯等根茎类食物富含膳食纤维，有一定量的碳水化合物，是可以食用的。要注意的是它的烹饪方式，如果是油炸薯片或油炸薯条，就会让食材热量明显增加，很大程度上增加我们的能量摄入，这是非常不利于减肥、减重的。

06 影响肥胖体形的因素有哪些

主讲专家：北京友谊医院营养师、影视明星高圆圆私人营养师顾中一
北京世纪坛医院副院长张能维

肥胖者的胖到底是由什么决定的？与遗传有关，还是与小时候的营养过剩有关？有一种体质叫作"肥胖体质"，就是我们通常说的"喝凉水都长肉"的人。胖，实际上是由我们小时候的体质决定的，是体内脂肪细胞长期堆积的结果。

★决定脂肪细胞的两个因素★

脂肪细胞是由两个因素决定的，第一个是数量，第二个是体积，而这个数量在我们很小的时候就决定了。因为当一个人成年以后，他体内脂肪细胞的数量不再变化，变化的是脂肪细胞的体积。如果在青春期之前过着养尊处优的生活，比如吃得太多、吃得太好，又不锻炼，还不减肥，长此以往，体内脂肪细胞的数量和体积会比别人多，自然而然发展为肥胖者。

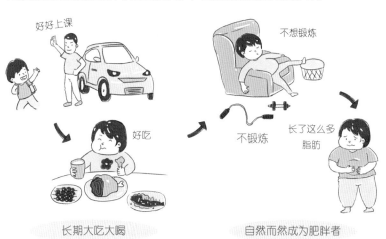

好好上课

好吃

不想锻炼

不锻炼

长了这么多脂肪

长期大吃大喝

自然而然成为肥胖者

保证膳食纤维的摄入量

从营养学角度讲，我们建议每个成年人每天的膳食纤维摄入量为 25 克以上，但绝大多数人都吃不到这个量，所以要尽可能地想方设法补充膳食纤维。

常见食物	膳食纤维含量占比（每 100g）
蔬菜	笋干的膳食纤维含量达到 30%～40%，辣椒的膳食纤维含量超过 40%，其他含膳食纤维较多的蔬菜有蕨菜、菜花、菠菜、白菜、油菜等
麦麸	膳食纤维含量为 31%
谷物	膳食纤维含量为 4%～10%。从多到少排列为小麦粒、大麦、玉米、荞麦面、薏米面、高粱米、黑米
燕麦片	膳食纤维含量为 5%～6%
薯类	土豆、白薯等的膳食纤维含量大约为 3%
豆类	膳食纤维含量为 6%～15%。从多到少排列为黄豆、青豆、蚕豆、芸豆、豌豆、黑豆、赤小豆、绿豆
菌类（干）	膳食纤维含量最高，其中松蘑的膳食纤维含量接近 50%，30% 以上的按照从多到少排列为发菜、香菇、银耳、木耳。此外，紫菜的膳食纤维含量也较高，达到 20%
坚果	膳食纤维含量为 10% 以上的有黑芝麻、松子、杏仁，膳食纤维含量为 10% 以下的有白芝麻、核桃、榛子、葵瓜子、西瓜子、花生仁
水果	红果干的膳食纤维含量接近 50%，其他含膳食纤维较多的水果有桑葚干、樱桃、酸枣、黑枣、红枣、石榴、苹果、鸭梨等

维生素 K：增强减肥效果，让骨骼更强壮

现代医学研究发现，缺乏维生素 K 会导致人体骨密度降低和骨折风险增加。另外还有一些研究表明，维生素 K 能有效预防和治疗原发性及继发性骨质疏松症，所以维生素 K 可以用来预防骨折的发生。

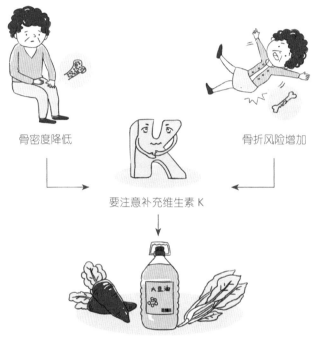

骨密度降低

骨折风险增加

要注意补充维生素 K

多吃大豆油及深色蔬菜

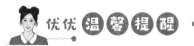

优优 温 馨 提 醒

有些人在减肥期间，肉类的摄入相对少一些，动物内脏更是不吃，如果这时维生素 K 摄入也不够，那么体内一些黏膜组织的功能会出现问题，身体免疫力也会受到影响。因此，建议大家通过摄入一些植物性食物来补充维生素 K。

苏打水配柠檬，减少糖分摄入

减肥人士在吃饭之前喝 300 毫升的苏打水，除了可以增加饱腹感，帮助健康减肥之外，还可以有效帮助对碳酸饮料"上瘾"的人转换口味，减少饮料中的糖分摄入。苏打水中的泡泡（二氧化碳）会给身体带来一个短暂缺氧的环境，而且身体可以识别这个缺氧的状态，此时，身体就会调动整个血液系统，使它活跃起来，在一定程度上起到提高新陈代谢而促进减肥的作用。

 金铂医生 小讲堂

Q 读者

想要减肥，我可以每天都喝苏打水吗？

A 医生梦之队

从医学角度来看，苏打水自带的弱碱性确实有一定保健功效，可以碱化尿液，从而促进尿酸溶解，缓解痛风；还能中和胃酸，有利于缓解胃酸过多的症状。苏打水中含碳酸氢钠，其中的重要成分钠离子摄入过多，则不利于高血压、高脂血症、慢性肾病等患者的健康，有这类疾病的人尽量别喝。本身胃酸分泌过少的胃炎患者也应少喝，甚至不喝。

07 减肥有限度，否则伤肝更伤身

主讲专家：北京地坛医院肝病中心主任医师谢雯

北京安贞医院急诊内科副主任医师王成钢

减肥成为当今的一种时尚，有关减肥的话题随处可闻。许多人认为少吃、不吃是最快速的减肥方式，但节食不当也会给我们的身体带来严重的后果。

如果减肥速度太快，还可能引起肝脏方面的问题，比如一个月减重超过5kg 就容易诱发肝炎，甚至导致肝坏死。

★先认识减肥过快带来的影响★

事实上，减肥速度太快不仅会引起肝脏方面的问题，也会产生其他方面的问题。

1. 皮肤变得松弛

减肥速度过快，会降低皮肤的弹性，使皮肤变得松弛，甚至出现褶皱。因为减肥速度过快时，皮肤收缩的速度跟不上脂肪消耗的速度，从而引起皮肤松弛及产生赘皮。所以，减肥时要采取循序渐进的原则，以保护皮肤弹性。

2. 月经失调

减肥速度过快会使内分泌紊乱，从而影响卵巢、子宫等功能，严重时甚至导致女性出现月经不调与停经。因此，减肥要坚持适当、适度的原则，不能一下子减掉很多体重。

3. 脱发

很多人通过少吃，甚至辟谷来减肥，以达到快速减肥的目的，但后果往往容易出现营养不均衡或营养不良，有的人还出现脱发等情况。减肥不能以降低身体新陈代谢的正常水平为代价，否则得不偿失。

4. 基础代谢率下降

很多人通过服用减肥产品来达到快速减肥的目的，殊不知这种方式会使人体的基础代谢率大幅下降，进而降低身体抵抗力，诱发一系列疾病。另外，通过服用减肥产品减肥后很容易出现反弹，从而前功尽弃。因此，一定要树立正确的减肥观，不能期望一朝减肥成功。

胖人先胖肝的原因

正常人的肝脏是红润、有光泽的，肝脏最大的功能是将我们吃下去的食物转化为蛋白质、糖分及脂肪。吃进去的食物太多时，肝脏就会形成过多脂肪，这些脂肪来不及转运到身体其他部位，首先会堆积在肝脏，久之导致脂肪肝。

所以在这个过程中，胖人先胖肝，肝胖了以后最先出现的疾病就是脂肪肝。脂肪肝的出现，可能远先于血脂升高、血糖升高、血压升高。

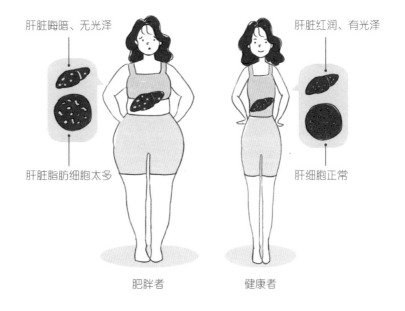

肝脏晦暗、无光泽

肝脏脂肪细胞太多

肝脏红润、有光泽

肝细胞正常

肥胖者　　　　健康者

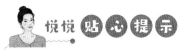

有些人减肥时过量运动，就会有大量的脂肪被分解，脂肪分解的过程中会产生脂肪酸。脂肪酸要在肝脏里进行代谢，但是脂肪酸本身对肝脏是有危害的，当肝脏代谢正常的时候是没有问题的，但是分解的脂肪酸太多时，肝脏负担会加重，多余无法被分解的脂肪酸便沉积在肝脏里，进而对肝脏造成一定伤害，甚至诱发肝坏死。

★减肥讲究速度，适合自己才最好★

认识1：不同年龄人群的减肥心率

40 岁以下人群	做减肥运动时的心率应该保持在 130 次/分钟
40 ～ 50 岁人群	做减肥运动时的心率应该保持在 120 次/分钟
50 岁以上人群	每增加 10 岁， 运动时的心率应减少 10 次/分钟

当心率达到运动心率时并坚持 20 分钟以上，人体才会开始燃烧脂肪。

认识2：平地快走是最适宜的减肥运动

减肥时，我们不强调爬坡，不强调爬山，也不强调爬楼梯，而是推荐逐渐增加速度的、持续一定时间的平地快走。

在有一定坡度的路上快走时虽然增加了运动强度，但同时增加了对关节的伤害。因为在坡路上行走时，每个膝关节瞬间要承受的重量是体重的 4 倍。

比如一个 90kg 的人在上坡行走或者爬楼梯时，膝盖瞬间的负重最高能达到 360kg。如果速度加快，那么对膝盖产生的压力就越大，所以选择在平地上快走是最有效，也是最安全的。

认识 3：滥用减肥药的副作用

很多女性想快速减肥，但又比较嘴馋，于是她们不采用节食的方法，而是自以为聪明地采用药物减肥法。市面上有各种各样的减肥药物，这些药物真假难辨，有些有一定效果，有些纯粹是骗人的，甚至会造成不孕、腹泻、肠道功能紊乱、厌食症、内分泌失调、肝功能受损、骨质疏松等。

有些降脂药虽然在一定程度上能降脂，但也有很大的副作用。很多降脂药有肝毒性，不但伤肝，还可能引起横纹肌溶解综合征。

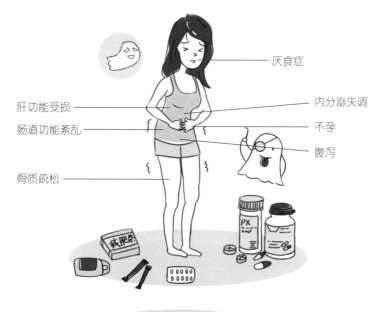

滥用减肥药的危害

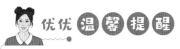

優優 温馨提醒

　　在我国，越来越多的"小肥墩"已成为脂肪肝的"预备军"。因此，要想高效、健康减肥，更应该从现在开始做好肝脏的养护与调理。减肥时，可以多吃有利于护肝养肝的低脂、低热量、低糖食材，例如豆类及豆制品、西红柿、芹菜、绿茶、茼蒿、胡萝卜、枸杞子等。这些食材有的高蛋白，有的高膳食纤维，有的低脂、低热量，有的是药食同源的食材，都可以起到补充蛋白质、保护肝脏、减脂护肝的作用。

 王子函医生 小讲堂

Q 读者

减肥必须出汗，出汗了意味着脂肪开始燃烧吗？

A 医生 梦之队

　　这个说法是不对的，出汗跟每个人的体质有关。真正衡量运动是否达标，还是应该以心率来判断。运动时的心率要达到每分钟 130 次左右，才是最适宜减肥的心率。

Chapter1

一周减 4 斤，从直面自己的体重开始

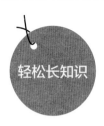

易瘦的减肥粗粮餐

食材

菠菜 500g，玉米面粉、普通面粉各 100g，鸡蛋 1 个，花椒面、五香粉、葱、黑芝麻各适量。

做法

①将菠菜择洗好，切成小段；葱洗净，切碎。

②把菠菜放入盆中，倒入 100g 玉米面粉，为了保持一定的口感，可以加入 100g 普通面粉，普通面粉和玉米面粉的比例为 1∶1。

③盆中加入适量五香粉、花椒面、葱花，打入 1 个鸡蛋搅匀。如果要想这道菜肴更加美味，可以加入适量黑芝麻。

④准备蒸锅，蒸屉上铺好屉布，把制作好的菜肴均匀地放到屉布上，大火蒸，再转中火蒸制 20 分钟即可出锅。

功效分析

菠菜富含膳食纤维、矿物质和维生素等，具有很好的补血补铁、润肠通便的作用。鸡蛋富含优质蛋白质，可以促进身体代谢。黑芝麻富含不饱和脂肪酸。本款菜品尤其适合高脂血症、高血压、冠心病、肥胖的人群食用，每周食用 2 ～ 3 次替代等量主食，降脂、降压、瘦身效果明显。

注意

制作过程中不要加水，因为菠菜本身含有水分，蒸制过程中也会出现水分。如果加水的话，会影响菜肴的口感和味道。

Chapter 2

选择最高效的饮食减肥法，
饱饱地瘦下来

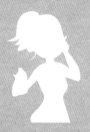

Part 1

上好饮食减肥基础课，吃对轻松享瘦

01 不做暴食者，对抗大脑产生的饥饿感

主讲专家：北京协和医院临床营养科主任医师陈伟

★ 拒绝暴食，先要正视饥饿感 ★

　　饥饿感是人体正常的生理机能，一般来说，正常人的意志力是不可能战胜生理机能的，所以我们应该学会科学地利用自身的生理机能，对抗大脑产生的饥饿感。

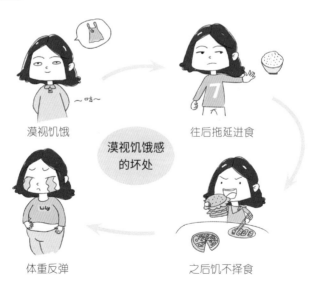

漠视饥饿　　　　　　　　　　往后拖延进食

漠视饥饿感的坏处

体重反弹　　　　　　　　　　之后饥不择食

饥饿感的产生包括两个部分：一个是空腹感，另一个是心中觉得饥饿的感觉。空腹感主要是指胃排空胃内食物后出现的感觉。一般人摄入食物后，在 2 ~ 5 个小时后胃便会排空，排空后就会产生空腹感，进而想进食。

饥饿感是指心中觉得饥饿难耐，想进食。这种情况一般是血糖水平降低导致的。人体进食后，食物被消化、吸收，进入血液，致使血糖升高；而人体进行各种活动，血糖水平逐渐降低，到达一定程度后便会出现饥饿感。

当我们漠视饥饿，饥饿感在达到一定程度时会令我们难以忍受。这个时候，如果选择往后拖延进食，越不理会饥饿感，我们就越会饥不择食，进而暴饮暴食。长期暴饮暴食，就会影响身体健康，导致体重反弹。

Tips

饥饿感的产生，事实上不完全是空腹感和心中觉得饥饿难耐导致的，还有另一个因素在作用。1964 年，科学家通过实验证明：损伤大鼠下丘脑的一定区域，动物会出现摄食量明显增加而造成肥胖，从而测得约 40 天后，其体重会达到正常同龄动物的 2 倍以上。也就是说，大脑的下丘脑在一定程度上也会诱发产生饥饿感。

★哪些因素会影响饥饿感的产生★

1. 压力过大

在快节奏的现代社会中，很多人都有压力，也承受着压力过大带来的各种不适，时常感到饥饿就是其中之一。出现这种情况，是因为人承受的压力过大时，休内血清素水平会降低，导致食欲增强，从而使人产生饥饿感。想要缓解饥饿感，平日就要学会释放压力，比如适当休假散心和坚持每天运动（如跑步、练瑜伽等）。

2. 遗传因素

很多人认为压力过大会造成暴饮暴食，而女性比男性更为常见。人们一度认为压力与暴饮暴食之间存在的这种联系纯粹是心理层面的，但有越来越多的研究人员转向用遗传学和生物学进行解释。一项最新研究表明，小鼠妊娠后期因为压力增大可重新激活大脑，诱发其雌性后代表现出暴饮暴食的现象。因此，暴饮暴食可能与遗传因素有关。

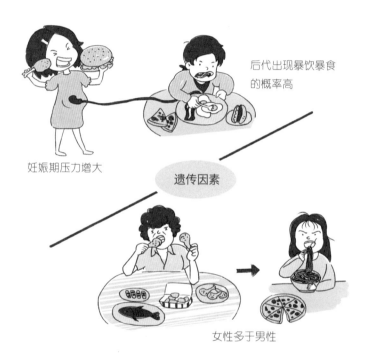

后代出现暴饮暴食的概率高

妊娠期压力增大

遗传因素

女性多于男性

3. 睡眠不足

一个人如果持续疲倦、睡眠严重不足，有时会导致食欲增加。这是因为人体需要通过进食，来获得满足各种活动的能量。睡眠是人体恢复活力的主要方式，如果睡眠不足的话，则会导致身体疲劳，进而诱发饥饿感。因此，每天一定要保持适当的睡眠时间，最好是优质的睡眠。

4. 药物影响

人生病后会在医生指导下服用药物。服用部分药物后，有的人会产生饥饿感等副作用。比如定期服用对抗抑郁症的药物，患者极容易感到饥饿，食欲增加，自然容易发胖。

★大脑如何控制饥饿感★

暴食是指在很短的时间内毫无节制、又猛又急地食用大量食物。

俗话说"冲动是魔鬼"，看着微信朋友圈里各种"不瘦 XX 斤不换头像"的誓言，你可能没想到，暴饮暴食真的是我们脑子的问题，是由大脑的下丘脑控制的。下丘脑设有一个临界值（一般在 5 ~ 7.5kg），无论你原先是胖还是瘦，一旦体重减少超过了浮动值的限度，大脑就会认为身体遭受到危险。于是，全身进入警戒状态，饥饿感就会随之而来，肌肉也开始减少消耗，四肢感到无力，大脑便会想尽一切办法让体重回到原来水平。

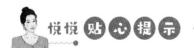

悦悦 贴心 提示

有数据表明，月经周期不规律的女性易出现暴饮暴食的现象，这说明暴饮暴食与雌激素有着相当密切的关联。

★认识与控制食欲相关的因子及细胞★

调节体重的"饱感因子"

Kennedy（肯尼迪）和 Hervey（哈维）分别于 1956 年和 1958 年发现了脂肪分泌的一种"饱感因子"，它能通过下丘脑控制动物摄食量，从而调节体重。

控制食欲的神经胶质细胞

美国麻省理工学院的神经生物学家发现，脑内的一种神经胶质细胞在控制食欲和进食行为中扮演着重要的角色。通过动物实验，研究人员发现激活这些细胞会导致动物暴饮暴食；相反，当这些细胞受到抑制时，动物的食欲也会随之下降。

 栾杰医生 小 讲 堂

下面给大家分享几个有效抑制食欲的小妙招。

1. 饥饿时先喝水

水在一定程度上可以撑起胃部空间，增加饱腹感，减轻饥饿感，短时间内降低或抑制食欲。

2. 减缓进食速度

人体大脑需要 20 ~ 30 分钟才能接收到吃饱的信息，因此当我们在狼吞虎咽时，感觉不到饱腹感，会不小心吃进太多食物，摄入过多热量。

3. 保证充足睡眠

睡眠不足或睡眠质量差，会使体内增加食欲的肽类激素水平上升、抑制食欲的"瘦蛋白"水平下降，因此睡眠不良会使身体渴望食用更多食物。要控制食欲，先保证充足的睡眠。

4. 改变进食顺序

先吃进去的食物最容易被身体吸收，所以只要在用餐时先吃大量蔬菜，再依次喝汤、吃肉、吃主食等，很容易产生饱腹感，减少热量摄入。

02 避开陷阱，报复性减肥要不得

主讲专家：北京协和医院临床营养科主任医师陈伟

肥胖不是一天可以养成的，所谓"一口吃不成胖子"，说明胖起来是需要一定时间的。同理，胖了想要瘦下来，也需要一定时间，但千万不要选择报复性减肥，很多时候极端、过度减肥会产生厌食和暴食，都不利于身体健康。

★ 报复性减肥的后果：厌食或暴食 ★

很多减肥者在饮食上是没有计划的，不懂得或没有为自己做好营养配比，只是一味地少吃，甚至是处于节食状态才瘦下来。少吃并不是没有目的地少吃，多动也不是没有计划地过度运动，否则会导致肌肉流失、精神萎靡、情绪波动大等不良影响。

减肥其实是一个需要付出耐心和决心的大工程，必须改变饮食，逐渐缓慢为之，千万不要实施报复性减肥。当我们食用适量的食物后，大脑的下丘脑会分泌血清素、多巴胺、内啡肽等物质，让你觉得舒适、愉悦。当进行报复性减肥，长期只摄入低热量食物时，大脑就很难刺激这些血清素、多巴胺、内啡肽等物质的分泌，也很难感受到这些愉悦的情绪，时间一长就可能引起厌食症或暴食症等。

★ 厌食症和暴食症的区别 ★

1. 进食方面

厌食症患者的症状是几乎不吃任何东西。

暴食症患者会吃很多食物，但又会催吐或者催泻。

暴食症和厌食症患者非常在意自己的体重、身材、形象，很容易焦虑。

2. 伴随症状

暴食症患者之前不一定会有厌食症，可是厌食症患者持续时间一久，约一半的人会发展成暴食症。可以说，厌食与暴食有时只是一线之隔，因为厌食症患者饿太久就会非常想吃东西，进而更容易发展成暴食症，但吃了之后又会有罪恶感，于是急于将摄入的食物吐掉，久之影响胃肠功能，出现腹泻。所以这类暴食症患者除了暴食，也会有腹泻的症状。

3. 外表方面

从外表看，厌食症患者会偏瘦，有的甚至是极端的瘦；暴食症患者则是胖、瘦都有。所以，厌食症一眼就可以看出来，因为他们的体重通常低于标准体重的85%以下，例如标准体重50kg的人，即便瘦到42.5kg还会嫌自己太胖。

★厌食症的危害不容小觑★

临床发现，厌食症患者往往表现为情绪低落、过分节食，以至于拒绝饮食，从而导致体重不断下降，严重者甚至会出现营养不良。厌食症患者多数情况下是因为心理方面的障碍导致不愿意进食，对食物有非常强烈的抵触。

有数据表明，95%的厌食症患者都是女性或者青少年，这些患者的性格多数比较内向。目前来讲，厌食症治疗起来很困难，有10%～20%的小儿厌食症患者过早死亡，大多数死于营养不良导致的并发症，有的甚至因为精神抑郁而自杀。

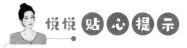

厌食症大多数是通过节食，以有意造成并维持体重明显低于正常标准为特征的一种进食障碍，其典型症状是强烈害怕体重增加和发胖，对体重和体形极度关注，盲目追求苗条，体重显著减轻，常有营养不良、代谢紊乱和内分泌失调，不愿意进食，认为食用任何食物都没有胃口。

★防止出现报复性进食的方法★

1. 进食不要太极端

比如吃青菜时少油、少盐就好了，没有必要非得完全水煮，一点调料都不加，这样的水煮青菜特别难吃，吃的过程本身就是一种折磨，易导致心理压力过大。从另一个方面讲，脂肪也是我们身体必需营养素之一，不能完全戒断，否则容易影响身体生理机能的运转。

2. 不完全戒断喜欢吃的东西

减肥期间，如果有特别爱吃的食物，但是热量很高，我们也不建议完全戒断，因为这样心理上会很难受，压力就会累积。可以每周吃 1 次这种食物，在吃之前给自己规定比较小的进食量。这样既不会影响减肥计划，也不会因为一直吃不到而诱发报复性进食。

3. 要控制自己的情绪，保持乐观

如果遇到不开心的事，突然有强烈进食的冲动，一定要劝自己冷静，告诉自己盲目进食不能解决问题，也不要用别人的错误来惩罚自己。其实面对这种冲动，你只要给自己几秒冷静的时间，仔细想想后果，它就会自动消退。

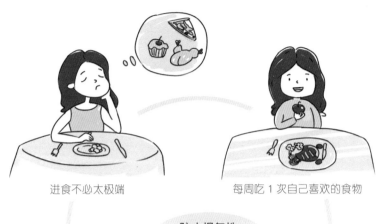

进食不必太极端　　　　　　　　每周吃 1 次自己喜欢的食物

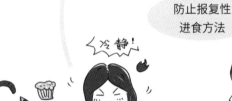

防止报复性
进食方法

控制好自己的情绪　　　　　　　结伴减肥，增强信心

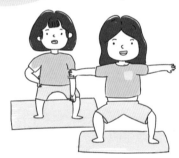

4. 结伴互助减肥

在减肥、减重路上痛苦前行的你，总是形单影只，甚至难以坚持下去。这时不妨找一些志同道合的伙伴、朋友，组成兴趣相投的减肥互助组，一起减肥，增强信心，互相打气，共同实现减肥目标。

李建平医生 小 讲 堂

Q 读者

厌食症需要治疗吗？应该到心理科还是内科就诊？

A 医生
梦之队

　　厌食症的诊治方案必须视患者的病情而定，病情严重者，就必须入院接受心理医生、专科医生及营养师的观察及诊治，再配合行为治疗，使体重渐渐回升。若是病情还不太严重者，在心理医生的辅导下也有可能康复。

　　值得注意的是，厌食症患者如果仍处于发育期，而器官又已受到损害，即使在病情好转之后，其功能也可能无法恢复正常，会影响之后的生理发育和健康成长。

03 水果减肥法，吃得不对照样胖

主讲专家：北京协和医院临床营养科主任医师陈伟
　　　　　中日友好医院减重糖尿病健康管理中心主任孟化

　　在现实生活中，很多人认为无论什么水果，只要是水果就可以用于减肥，其实这种观点是不正确的。水果含有一定的热量，尤其像榴梿、芒果等的热量非常高。对减肥者来说，这些高热量水果尽量少吃为宜。在食用水果前，最好先了解各类水果的热量，再做食用选择。

★为什么不能单纯靠吃水果减肥★

　　很多水果虽然含有多种维生素，但是也不能光用水果来代替一日三餐，因为水果的营养成分并不全面，里面几乎不含脂肪，蛋白质的含量也近乎没有。

矿物质含量低

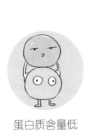

蛋白质含量低

易引起胃肠功能紊乱

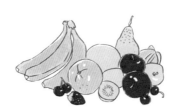

吃水果减肥

长期以水果为"主食"，容易造成脂肪、蛋白质摄入不足，导致营养失衡。

　　水果中的矿物质含量一般不高，钙含量远远低于奶类和豆制品，一些水果含有的维生素还不如蔬菜多，所以光靠吃水果不能全面补充身体所需要的各种营养。

　　对胃肠功能弱的人来说，长期过量食用水果，易导致胃肠功能紊乱，加重消化器官的负担，引起消化系统疾病。

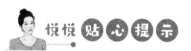

　　并不是什么水果都适合用来减肥，在购买水果时优先选择一些升糖指数（GI）比较低的水果，如苹果、西红柿、山楂等；升糖指数比较高的水果尽量少吃，如葡萄、哈密瓜等。

　　吃一些高纤水果，如苹果、柚子等，可以让我们新陈代谢速度加快，从而减轻体重。有些水果不可空腹吃，如火龙果、西瓜，应科学食用。

★选对这 10 种水果，助力有效减肥★

1. 苹果

　　苹果为很多减肥人士所钟爱，它含有丰富的维生素，可以有效补充身体所需的相应营养成分。食用苹果还能有效帮助消脂，这是因为苹果里面含有比较独特的成分——果酸，它可以减少人体对胆固醇的吸收，还有防止脂肪堆积的作用。

2. 梨

梨中含有丰富的纤维素和维生素，且汁水丰富，热量低，生吃一个拳头大小的梨可以快速增加饱腹感，从而在一定程度上减少进食，有利于减肥。

3. 西红柿

西红柿营养丰富，含有大量抗氧化的番茄红素和增加饱腹感的膳食纤维，能加速新陈代谢，有效降低胆固醇；西红柿中含有的果胶能够促进胃肠蠕动，清除宿便。

4. 草莓

草莓中含有的蛋白质、糖类、有机酸和果胶等非常丰富，可以有效补充身体所需营养素。草莓中含有的维生素 C 很丰富，能够抗氧化、加速新陈代谢，促进肉类食物消化。

5. 柠檬

柠檬含有的维生素 C 具有良好的抗氧化作用，同时能帮助消除体内积聚的脂肪，有利于减肥、美白。

6. 菠萝

菠萝含有的维生素和矿物质非常丰富，能有效补充人体所需；其中含有的菠萝蛋白酶可以很好地分解肉类食物，促进消化，减少脂肪堆积。

7. 木瓜

木瓜含有的木瓜蛋白酶很特殊，可以加快肉类食物分解、消化。木瓜所含的果胶是一种优良的"洗肠剂"，可以有效促进宿便和废物的排泄，利于减肥。

8. 西柚

西柚热量非常低，是很适合减肥人士食用的水果。西柚所含的钾尤其丰富，能有效促进身体多余水分的消除。

9. 山楂

山楂在降低血清胆固醇及甘油三酯含量方面的作用尤其强大。因为山楂中含有的果胶可以吸附肠壁上的脂肪、毒素等，能有效清除肠道脂肪和毒素，减肥效果是很直接的。

10. 猕猴桃

猕猴桃的维生素含量是所有水果中较高的，其膳食纤维含量也很丰富，可以加快脂肪分解的速度，避免腹部积聚过多脂肪。

★水果减肥常见误区★

误区 1：选错了水果

有的水果热量比猪瘦肉还高，如椰子，每 100g 热量高达 241kcal。所以，吃水果千万别选这些热量很高的，否则热量的摄入比吃肉更高。

误区 2：用果汁代替水果

在水果被榨成果汁的过程中，不但损失了大量膳食纤维和维生素，而且升糖指数也变得很高，并不适合减肥时饮用。

★购买水果通用法则★

首先，购买水果时应选购当地应季的、新鲜的且质地良好的。其次，下面说的 3 点可作为选购水果时的通用法则。

1. 看颜色

看水果，一般都是先看颜色，如柑橘成熟之后，一般底色发黄，呈橙红或鲜红色，不成熟的柑橘则是全绿色或者半绿色。如果香蕉皮的颜色是青绿色，则说明香蕉还不太成熟；如果香蕉皮上有黑点，说明过熟。

2. 看外形

看水果时，如果颜色鲜艳、外形端正、富有光泽，一般质量较好。虽然有些水果表面有些果锈，但是对质量没有影响，可能吃起来更香、更甜，即

所谓的"歪瓜裂枣"更好吃。如果水果表面有
压伤或者磕伤，要慎重选择了，这种水果买
回去后可能两三天就坏了。

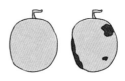

3. 闻香气

选购水果时不仅要看水果的大小、颜色、
表面，还应闻闻水果的香气，大多数成熟的水
果都有较浓郁的香味。如果毫无香气，则说明
水果不是很成熟，不宜选购。

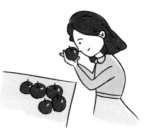

 胡牧医生 小讲堂

Q 读者

既然吃水果那么好，是不是任何时候吃都可以？

A 医生 梦之队

餐后 1 小时再吃水果比较好。餐后立即吃水果，会使
水果所含果糖不能及时进入肠道，而在胃中消化、发酵，
产生有机酸，引起腹胀、腹泻等症状。

餐前进食水果，可一定程度上降低食欲，也间接地阻
止了过多脂肪在体内囤积的不良后果，但是很多水果如柿
子、山楂、杏等都不能空腹吃，容易刺激胃黏膜。

04 一生受用的食谱设计方法，一学就会

主讲专家：北京宣武医院营养科主任李缨

　　生活中，很多人会为一日三餐如何科学合理地搭配而发愁，下面介绍一种食物交换份法，能让大家轻松搭配出相对合理、营养的食谱。学会这个方法，相信能受用一生。

★受用一生的食物交换份法★

　　食物交换份法是将食物的来源、性质分成几类，同类食物在一定重量内所含的蛋白质、脂肪、碳水化合物和能量相近，不同类食物间所提供的能量也是相同的，每份食物可进行等值交换。

　　食物交换份法按照食物所含的主要营养素，将食物分为四组、八小类。四组，即谷薯组、菜果组、肉蛋豆组及油脂组。八小类，即谷薯类、蔬菜类、水果类、肉蛋类、奶类、大豆类、坚果类及油脂类。同一类食物所含的营养素种类大致相同，可以互相换算。食物交换份法规定，一个食物交换份

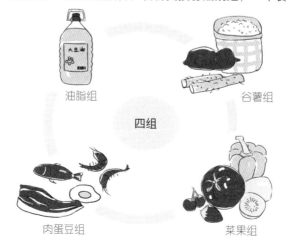

油脂组　　　　　　　　谷薯组

四组

肉蛋豆组　　　　　　　菜果组

所产生的能量大约是 90kcal，为 1 个单位。只要每日饮食中包括这四组食物，即可保证膳食平衡。

　　每产生 90kcal 热量的食物为"一份"，一般可以粗略地把 25g 粮食、500g 蔬菜、200g 水果、50g 肉蛋鱼豆制品、160g 牛奶、10g 烹调油作为"一份"。不同类食物所提供的能量相同，而同类食物提供相同的能量，所含的蛋白质、脂肪、碳水化合物相近。

　　按每个食物交换份 90kcal 计算：

　　一天所需热量 ÷90（kcal/ 份）= 一天所需食物份数

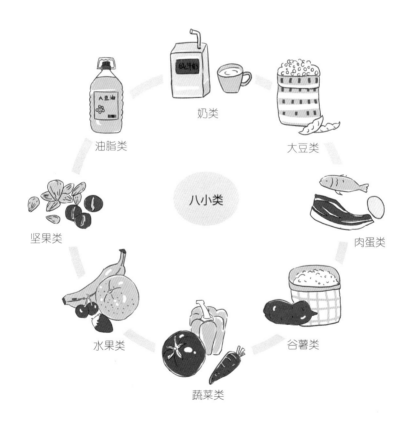

油脂类

奶类

大豆类

坚果类

八小类

肉蛋类

水果类

蔬菜类

谷薯类

举例子

比如，谷薯类一个食物交换份的重量是 25g，蔬菜一个食物交换份的重量是 500g，水果类一个食物交换份的重量是 200g。蛋白质类食物中，肉蛋类一个食物交换份的重量是 50g，奶类一个食物交换份的重量是 150g，大豆类一个食物交换份的重量是 25g。

油脂类一个食物交换份是 10g，坚果类一个食物交换份的重量是 15g。它们所含的蛋白质、脂肪、碳水化合物的量也是不同的。

食物交换份表

组别	类别	1 个单位重量	能量（kcal）	蛋白质（g）	脂肪（g）	碳水化合物（g）	主要营养素
谷薯组	谷薯类	25	90	2	/	20	碳水化合物膳食纤维
菜果组	蔬菜类	500	90	4	/	18	矿物质、维生素膳食纤维
	水果类	200	90	1	/	21	
肉蛋豆组	肉蛋类	50	90	9	6	/	蛋白质
	奶类	150	90	4	5	7	
	大豆类	25	90	9	4	4	
油脂组	油脂类	10	90	/	10	/	脂肪
	坚果类	15	90	4	7	2	

等值谷类食物交换表

食品	重量（g）	食品	重量（g）
大米、小米、糯米、薏米	25	干粉条、干莲子	25
高粱米、玉米糁	25	烧饼、烙饼、馒头	35
面粉、米粉、玉米面	25	咸面包、窝头	35
燕麦、莜麦面	25	生面条	35
荞麦面	25	土豆	100
绿豆、红豆、芸豆	25	玉米	200

等值蔬菜类食物交换表

食品	重量 (g)	食品	重量 (g)
大白菜、圆白菜、菠菜、油菜	500	绿豆芽、蘑菇、海带	500
韭菜、茴香、莴笋	500	青椒、白萝卜、茭白	400
芹菜、西葫芦	500	倭瓜、南瓜、菜花	350
西红柿、冬瓜、苦瓜	500	豇豆、扁豆、洋葱、蒜苗	250
黄瓜、茄子、丝瓜	500	胡萝卜	200
苋菜、龙须菜	500		

等值肉蛋类食物交换表

食品	重量 (g)	食品	重量 (g)
瘦肉、牛肉、羊肉	50	鸡蛋、鸭蛋、鹌鹑蛋（带壳）	60
排骨肉	50	带鱼	80
鸭肉	50	草鱼、鲤鱼	80
鹅肉	50	黄鱼、鳝鱼	80
鸡肉	50	对虾、青虾	80

等值大豆类食物交换表

食品	重量 (g)	食品	重量 (g)
大豆	25	腐竹	20
北豆腐	100	豆腐丝、豆腐干	50
南豆腐（嫩豆腐）	150	豆浆	400

等值水果类食物交换表

食品	重量 (g)	食品	重量 (g)
柿子、香蕉、荔枝	150	李子、杏	200
梨、桃、苹果	200	葡萄	200
橘子、橙子、柚子	200	草莓	300
猕猴桃	200	西瓜	500

★ 每个人每日身体需要总能量的计算方法 ★

要科学地安排一个食谱，首先需要确定能量、蛋白质、脂肪、碳水化合物的量。然后，要把营养素转变成各类食物。各类食物的量确定以后，再根据食物的量安排一日三餐，确定具体食谱。

每日所需要的总能量一般要根据每人的标准体重来计算，即用身高（cm）减去105，得出的数值就是标准体重数（kg）。

举例子

假如一个人的身高是160cm，减去105，那么他的标准体重是55kg。

如果活动量很小的话，则每kg体重可以按25kcal的能量供给。如果活动量适中，则每kg体重可以按30kcal的能量供给。

如果按30kcal供给能量的话，30乘以55等于1650，也就是一个身高为160cm的人，活动量适中的话，那么他一天所需要的总能量是1650kcal左右。

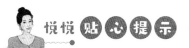

悦悦 贴 心 提 示

人体每天所需能量的食物来源主要有蛋白质、脂肪、碳水化合物三大营养素，务必保证这三大营养素按适宜的比例供给。我国最新的中国居民膳食指南中推荐的供能比为：碳水化合物供能要占每天总能量摄入的50%～60%，蛋白质供能要占每天总能量摄入的10%～20%，脂肪供能要占每天总能量摄入的20%～30%。

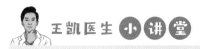
王凯医生 小讲堂

如果碳水化合物供能按 55% 计算，蛋白质供能按 20% 计算，脂肪供能按 25% 计算，我们可以按 1650 kcal 的能量分别计算出碳水化合物的量、蛋白质的量及脂肪的量，即碳水化合物需要 1650×55%=907.5 kcal，蛋白质需要 1650×20%=330 kcal，脂肪需要 1650×25%=412.5 kcal。

我们把 1200～2200 kcal 能量需要的不同种类的食物交换份及重量汇总成一个表。大家可以根据各自体重、活动量计算出所需的能量，然后在这个表上对照查询，可以很快知道各类食物的供给量，以便合理控制饮食量。

不同能量的食物份数安排

热量（kcal）	食物（g）								营养素（g）		
	谷类	肉类	蛋类	牛奶	豆腐干	蔬菜	水果	油脂	蛋白质	脂肪	碳水化合物
1100	150	70	40	250	40	400	100	10	54.0	40	149
1300	200	80	50	250	50	400	100	14	64.4	48	187
1500	240	90	50	250	60	400	100	16	72.4	53	217
1700	280	90	50	250	60	500	100	18	77.8	55	250
1900	320	90	50	250	60	500	100	20	82.2	58	280
2000	350	90	50	250	60	500	100	20	85.5	59	302

举例子

假如一个人一天需要的能量是 1600 kcal，我们将食物分为 4 大类，第一类食物就是谷类。谷类需要 9 个交换份，也就是 225g 的主食，我们可以搭配上粗杂粮、全麦、薯类或者根类蔬菜。蛋白质类食物，可以选择一杯牛奶，然后肉或者鸡蛋的总量一共有 4 份（200g）。蔬菜和水果类，可以选择 500g 蔬菜、200g 水果。油脂是 1.5 份，每日油脂的摄入总量是 15g。

接下来，我们就用这些食物的量来安排一日三餐。一天主食是225g，平均分配到一日三餐，早餐有 75g 主食、中午有 75g 主食、晚上有 75g 主食。早餐选鸡蛋饼的话，可以用 75g 面粉，加 1 个鸡蛋、

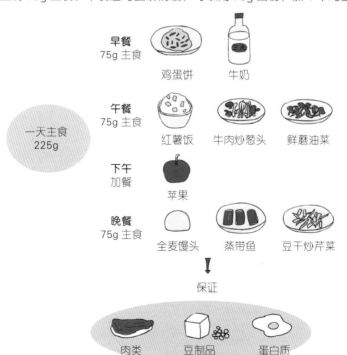

少量西葫芦、胡萝卜，加一些水，稍微调稀一些；再往锅里放一点油，摊成薄饼，然后配上一杯牛奶。有蛋白质、有主食、有蔬菜，可以说是非常丰富的一顿早餐。

午餐可以改成红薯饭，50g 大米加上一小块红薯。蛋白质，可以选择 75g 牛肉，做成牛肉炒葱头。再配上一个蔬菜，如鲜蘑油菜，菜的总量可以达到 250g。加餐的时候，加少量水果即可。晚餐，可以选择全麦馒头，然后蒸带鱼。因为早上有鸡蛋，中午又有牛肉，晚上的蛋白质类食物可以选择 2 块带鱼，共约 50g；还可以再选择 25g 豆腐干，做成豆腐干炒芹菜。

这样的话，一天中的肉类、豆制品、鸡蛋、牛奶中所含的蛋白质量就全都达到我们的需求量。蔬菜的量达到了，主食的话也是粗细搭配，然后炒菜的油中午放 7.5g，晚上放 7.5g，不必太多。一日三餐搭配起来，四大类的食物都包含了，而且种类非常丰富。

 林国乐医生 小讲堂

Q 读者

使用食物交换份法时需要注意什么吗？

A 医生梦之队

使用食物交换份法时需要注意以下事项：

第一，同类食物可互换，不同类食物一般不互换。不提倡不同类食物之间互换，是因为不同类食物的热量尽管相同，但所含的营养素不同，摄入多种类食物可以保证营养素的均衡摄入。

　　第二，水果摄入的量较多时，应适当减少相应的主食摄入量。如果水果摄入的量增多，就应参考食物交换份法相应减少主食的摄入量。由于水果和主食不是同种食物，所以水果摄入不宜过多，一般每天摄入 200g 左右，并减少由 25g 粮食烹制的主食摄入。

05 "欺骗"减肥法，这样"受骗"也能减肥

主讲专家：北京友谊医院营养师、影视明星高圆圆私人营养师顾中一
北京世纪坛医院副院长张能维

在现实生活中，一到进餐时间，我们就会说肚子饿了，但从生物学角度而言，这种所谓的饥饿感，其实是在胃部排空时，身体给大脑发送的一个信号而已。因此，与其用节食的方法"自虐"，还不如"欺骗"一下大脑，给它一个"吃饱了"的信号，这样即使你吃得不多，也不会感到没吃饱，减肥就会变成轻而易举的事。

这种所谓的"欺骗"减肥法，对减肥者来说是有一定作用的，能起到事半功倍的效果。

例如对减肥人士而言，碳酸饮料应该少喝或者不喝。如果非要喝饮料，建议喝苏打水。在饭前喝 300 毫升的苏打水，不仅可以帮助减肥，还可以有效帮助碳酸饮料上瘾的人转换口味，减少糖分的摄入。

★ "欺骗"减肥法 1：以水代饭 ★

进餐前先适当多喝点水，会使大脑误以为你已经吃了很多，但事实上摄入胃里的食物并不多，这样就会减少一定的食量。

★ "欺骗"减肥法 2：多吃蛋白质 ★

一提到蛋白质，很多人都会认为吃多高蛋白食物容易变胖。很多用于减肥的水果，吃多了一样会使人变胖，而多吃些蛋白质，好处是即使热量相同，也会比摄入其他食物更容易让大脑识别到已吃饱的信号，从而减少继续进食。

也就是说，摄入蛋白质会使我们更耐饿一些。

★"欺骗"减肥法 3：少吃鲜艳的食物★

中国的饮食非常讲究色、香、味俱全，烹调出来的食物颜色鲜艳明亮，确实会增强人的食欲。因此，适当吃些颜色单调且不太好看的食物，就会降低大脑对食物摄入的欲望，从而减少进餐量。

★"欺骗"减肥法 4：换小的餐具★

实践证明这种方法是有效的。这是因为我们的大脑要判断是否已经吃饱，一定程度上依靠视觉线索。食物量多量少，大脑有时是靠对比来判断的，建议在用餐时选择较小的餐具，让整体食物占比更大，摄入后心理产生的满足感更显著。

有研究结果显示，选择体积小 30% 的餐具吃东西，摄入的热量也会随之减少 30%。

★"欺骗"减肥法 5：让身体"被动"动起来★

苏打水中有泡泡，这个泡泡其实是二氧化碳。喝进二氧化碳以后，会对我们身体造成短暂的缺氧。当身体感知到这种缺氧时，就会调动红细胞，甚至调动整个血液系统，让身体活跃起来，使我们的活力提升，然后起到一定的减肥作用。

二氧化碳进入身体后引起缺氧，等于"欺骗"了身体，让身体以为遇到危险，然后被动地活跃起来。可以变相地说，这种缺氧让身体被动地消耗了一部分热量，进而起到一定的减肥效果。

苏打水对身体的益处

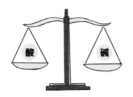

苏打水属于弱碱性，可辅助平衡体内酸碱度

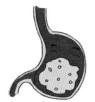

苏打水有利于养护胃肠，因为苏打水能中和分泌过多的胃酸。如果胃酸分泌较少的话，不适宜长期饮用苏打水

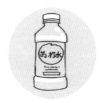

苏打水对身体的益处

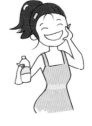

苏打水有抗氧化的作用，能预防皮肤衰老

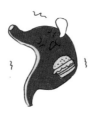

苏打水有助于缓解消化不良和便秘的症状

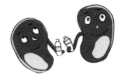

饮用苏打水后，可以使尿液暂时呈碱性，有利于肾脏排出尿酸

辛敏强医生 小讲堂

Q
读者

"0糖、0脂肪"的苏打水能代替饮用水吗？能减肥吗？

A
医生
梦之队

　　苏打水不能代替饮用水，它并不适合所有人，因为其呈弱碱性，长期饮用会对健康造成不同程度的影响。不要过度夸大苏打水的作用，人的身体有其自身的平衡机制，过酸、过碱都不利于健康。

　　天然苏打水除含有碳酸氢钠外，还含有多种微量元素，是上好的饮品，但由于资源匮乏，市售的天然苏打水并不多见。

　　市面上常见的苏打水即使标示了"0糖、0脂肪"，也大多添加了甜味剂及香料，经常饮用应警惕高糖、高热量对机体的影响，会增加患肥胖、糖尿病、高脂血症、冠心病的风险，不适用于减肥。

06 吃肉减肥法，首先需要均衡搭配

主讲专家：北京协和医院临床营养科主任医师于康

吃肉减肥法，在国际上常被称为阿金饮食法，也叫低碳水化合物饮食法。阿金饮食法的原理为：当人体减少摄入碳水化合物时，会降低胰岛素的水平，人并不会常常觉得肚子饿，身体也会主动燃烧脂肪。

★ 擦亮眼！好好了解吃肉减肥法 ★

这种阿金饮食法是 20 世纪 70 年代一位美国医师阿特金斯提出的，他认为当时人们的肥胖的主要原因是食用过多精制的碳水化合物，尤其是一些面粉、糖浆等。这种减肥法的具体实施是在减肥的时候，最好食用富含蛋白质的食品，尽量不吃任何含碳水化合物的食品；并且他还认为控制碳水化合物摄入的营养饮食法比低脂高糖营养饮食法对人体更有好处，还有助于改善心脏病及其他病症的病情。

该理论的特征是：调整后的饮食中，碳水化合物的含量相当低，在开始采用此饮食方法减肥的前一个阶段，碳水化合物的摄入量每日不能超过 20g；2 周后，身体进入体重维持期，可将碳水化合物的摄入量增加到每日 40g。

长期吃肉减肥，稍不注意伤身体

首先，长期摄入大量饱和脂肪，对人的心脏健康非常不利，容易增加胆固醇，引起一系列心脑血管疾病。

其次，日常食谱中长期只有少量碳水化合物，很容易造成人的情绪低落，甚至脾气暴躁。

再次，长期摄入肉食中的高蛋白质，虽容易让人产生饱腹感，但也容易增加肝、肾负担，降低基础代谢率。

最后，长期使用这种方法减肥，还容易引起多种营养素缺乏症，如维生素缺乏、矿物质缺乏、膳食纤维缺乏等。一旦恢复正常饮食，极易反弹。

★吃肉减肥法的注意事项★

饮食均衡最重要

吃肉减肥法虽然可以帮助塑造苗条身材，但是应当注意均衡营养，补充身体所需的各类营养成分；否则，可能在暂时瘦下来的同时却降低了身体的免疫力，甚至加速机体衰老。所以，减肥期间的饮食要注意蔬菜、水果、肉类的合理搭配。

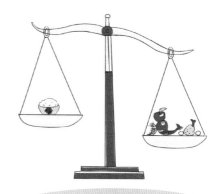

饮食均衡，多吃蔬果和白肉

以白肉为主，搭配红肉

减肥期间，吃肉类并不会发胖，只要食用方法正确，注意搭配，尽量吃瘦肉，少吃肥肉即可。事实上，白肉和红肉两者提供的蛋白质的功效是一致的。

减肥时，我们提倡以白肉为主，比如鱼、虾、鸡、鸭，但是不能完全不吃红肉。红肉和白肉均衡搭配，这样既可以提供丰富的蛋白质，又能够保证不摄入过多不好的脂肪。

瘦肉蛋白含量高，利于减肥

在动物体内，不同部位的蛋白质含量不同，越瘦的肉蛋白质含量越高，越有助于减肥，比如牛的前腱肉。

尽量使用植物油

吃肉减肥期间尽量用植物油炒菜，炒菜前用喷壶来喷洒植物油，不要用倾倒的方式，否则容易倒多，而且浪费原材料。尽量不要用氢化处理的油或其他人造脂肪，包括人造黄油。

少量多餐，控制食欲

通过控制碳水化合物的每次摄入量来稳定血糖，可以每天吃 4 ～ 5 小餐，利于控制食欲。

保证每天的喝水量

每天保证喝 8 杯水，每杯水要 200 ～ 250ml，这是防止便秘和补充水分的最好方式。

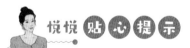

悦悦 贴心提示

在进行吃肉减肥法的同时，应尽量少吃碳水化合物含量高的食物，如糖类食品、白面包、意大利通心粉，因为这些食物不仅糖分高，还会激发人的食欲，让人不知不觉吃下更多食物。比如早上吃的是果酱加面包这类高糖食物，那么在午餐之前，不仅会饿得更快，而且食欲比平时更旺盛，要注意避免。

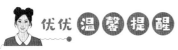

优优 温馨提醒

猪肉这样吃更健康，大家记下来吧。

1. 斜切

猪肉的肉质较细，且筋少，横切后炒制使猪肉变得散碎。如果斜切，则可使其不散碎，吃起来更好咀嚼。

2. 烹调前不要用热水浸泡、清洗

因为猪肉中含有一种叫肌溶蛋白的物质，这种物质在 15℃以上的水中易溶解；若用热水浸泡、清洗，则会使猪肉中的很多营养成分流失，同时也会影响口味。

3. 猪肉应烹调至熟透

因为猪肉中有时会含有寄生虫，如猪绦虫，人体食用没有完全熟透的猪肉后，可能会在肝脏或大脑出现寄生虫，影响健康。

林国乐医生 小 讲 堂

Q
读者

吃肉越多，越能减肥吗？应该怎样吃？

A
医生
梦之队

实操过程中要注意：

1. 烹饪方式很重要

蒸是最适合的烹饪方式，不仅可以少用油，而且对减肥瘦身更有帮助。

2. 减少烹饪时间

烹饪时间越长，往往意味着使用的调料越多。减肥期间要尽量少吃炖至入味的肉，而改吃浇汁入味的肉菜。

3. 单纯吃肉，降低食欲

这可是最重要的一条，如果实在馋得不行而想吃肉的话，一定不要配着米饭或烧饼吃，而是单纯吃肉，可以适当降低食欲。

4. 吃小肉，不吃大肉

吃小肉，不吃大肉，说的是要尽量把肉切成肉片或肉条，和其他蔬菜一起烹饪，而不是只吃炖排骨、烤鸭子、酱猪肘这类食物。

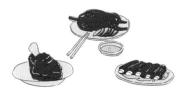

不吃大肉　　　　　把肉切成小条

07 生活中的发胖陷阱，你避开了吗

主讲专家：北京协和医院临床营养科主任医师陈伟

减肥不成功，很大一部分原因要归于减肥陷阱。错误的饮食方式不但减不了肥，反而可能造成营养不良、骨质疏松、贫血、厌食症，甚至肝、肾功能损害等。减肥的主要原则是让自己更健康，所以减肥不能以损害健康为代价。那么，有哪些常见的减肥陷阱？我们又该如何避开呢？

★ 减肥陷阱 1 ★

衣服穿得过于宽松，以为体形没有变化，反而忽视了身材的管理。

陷阱应对：建议你从现在起就养成一天至少称一次体重的习惯，一周量一次身体各部分的尺寸，才能确实地掌握体形和曲线的变化。平时少穿肥大宽松的衣服，多穿合身的衣服，这样裤腰一紧就知道自己变胖了，可以及时做好身材管理。

★ 减肥陷阱 2 ★

秋冬季时，随着气温降低，食欲大开，于是食用各种油炸食品来补充热量。

陷阱应对：油炸类食品高脂肪、高热量，而秋冬季节，人们活动量少，摄入的热量大于消耗的热量，久之导致脂肪堆积。如果需要补充热量，不妨多吃点当季的蔬菜水果，还可以为人体提供丰富的营养素。

快速进食以满足食欲，等到彻底进餐完才意识到吃多了。

陷阱应对：人体的饱食信号由胃传到大脑中枢，一般需要 30 分钟，如果进餐过快，大脑收到吃饱的信号就会滞后，导致摄入过多而不自知。因此，进餐时宜细嚼慢咽，可以减少摄入食物。此外，餐前喝些汤或水，让胃得到一定的饱足感，也是不错的减肥方法。

夏天口渴难耐，想着喝点"0 蔗糖"饮料，不用担心热量摄入，其实到处都有糖的身影。

陷阱应对：在"戒糖"风潮下，很多商家借势打出"0 蔗糖"的旗号，但"0 蔗糖"远远不意味着"0 游离糖"或"0 添加糖"。事实上，配料表中可见果葡糖浆和结晶果糖等糖的身影，更容易引起肥胖、脂肪肝、胰岛素抵抗、2 型糖尿病等。

实在口渴难耐的话，建议还是喝白开水，最解渴，也最适合减肥人群。

很多人都以为喝酸奶可以减肥，其实也要看酸奶的配料表来甄选利于减肥的种类。

陷阱应对：吃早餐时，很多人爱喝酸奶，以为是健康营养的选择，其实酸奶中也有对减肥和健康不利的成分。

第一，警惕"风味"字眼。这类酸奶往往含有很多糖分和其他增加口感的添加剂。

第二，益生菌类饮料其实并不益生。

第三，不选乳粉类酸奶。

第四，与含香精的酸奶说再见。

第五，仔细看成分表、配料表，避开高糖食物。

第六，酸奶成分表里的脂肪和碳水化合物的含量越低越好。

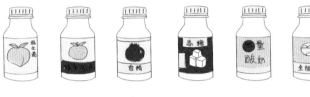

什么样的酸奶不要选

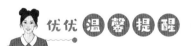 优优温馨提醒

　　现实生活中，很多人受到一些挫折，就会不由自主地找些好吃的愉悦自己。其实很多时候，食物并没有带来慰藉，反而让我们陷入恶性循环，如增加热量摄入，造成脂肪堆积，变得自卑，反过来又会影响自身情绪。

　　因此，必须要找到进食以外的方式来缓解心理压力。有专家建议，通过与人交谈，开怀大笑，可以很好地释放我们的情感压力。有时候出去散散步也可以抑制情绪化进食。如果你很不幸地掉进情绪化进食的陷阱，最重要的是先与自己和解。如果实在很难克服情绪化进食的行为，感觉非常沮丧或者压力已经让你喘不过气来，最好的办法是就医治疗。

对减肥人士来说，即使你运动再多，但如果不懂得怎么科学地吃也是白费劲。学会怎么吃，首先要注意食材的吸油能力和食物脂肪含量的问题，再结合适当运动，减肥才能更见成效。因此，跳出减肥陷阱，先记住这两个标准吧。

看食物的吸油能力

烹调菜肴时，有些食材吸附油脂的能力很强。对减肥者来说，这一点要引起注意。

很多人会说："我不吃吸油能力强的豆制品等食材，吃蔬菜还不行吗？"蔬菜虽然吸油脂少，但如果烹调方法不对，照样容易陷入减肥陷阱。

油豆腐等豆制品最强

油麦菜等绿叶菜弱

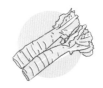
莴笋等根茎类蔬菜较强

看食物的吸油能力

看食物的脂肪含量

很多上班族工作了一天，大脑疲劳，肚子也空空的，有时晚餐想吃点更好的食物，尤其是冬天，涮火锅、炖排骨、吃麻辣烫的欲望又涌上心头。其实，很多我们自以为很瘦的骨头或肉里，往往含有很高的隐形脂肪。

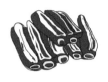 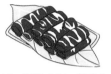

23g 脂肪 /100g 排骨　　64g 脂肪 /100g 肉馅　　15g 脂肪 /100g 羊肉片

看食物的脂肪含量

 林国乐医生

Q
读者

减肥时主要看食物热量还是脂肪含量？

A
医生
梦之队

二者都要看，尤其要看热量，原因如下：

由于热量会转化为脂肪堆积，摄入脂肪含量高的食物，热量摄入相对也高。建议少吃油炸食品、动物内脏、肥肉等。

另外，即便是脂肪含量不高，如果摄入的整体热量过高，照样容易影响减肥。减肥时最好先看看食物所含热量及脂肪含量，再有针对性地选择。

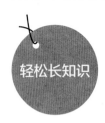

帮你顺利轻断食的 7 个小技巧

轻断食也称"5/2 断食法",即每周中选取 2 天,一般为不连续的 2 天,在这 2 天中每天只摄取 500kcal(女性)或 600kcal(男性)热量的食物,其余 5 天自由饮食,不必严格控制。

随着时代发展和生活水平的提高,我们的饮食习惯也发生了巨大的变化,每天摄取的热量普遍超标。轻断食正迎合了低热量的饮食趋势。有研究表明,轻断食不仅利于减肥,同时还有保护大脑、抗衰老、稳定血糖、排毒、抗抑郁和延年益寿等功效。轻断食的实施很简单,下面 7 个小技巧能帮助你顺利轻断食。

1. 排除病理性肥胖再减肥,不做无用功

当你确定自己超重或者肥胖时,为谨慎考虑,还要再排除病理性肥胖,尤其是重度肥胖的人,很难自行确定是不是病理性肥胖。所以,我们建议前往医院内分泌科做进一步检查,尽管病理性肥胖的人数只占少数,但如果确诊是疾病造成的肥胖,没有及时就医会延误病情。

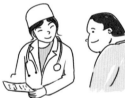

2. 明确科学的减肥速度,别怕"慢减肥"

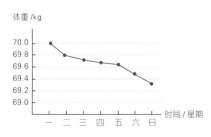

要明确科学的减肥速度,减肥速度过快,对健康是不利的。对于轻度肥胖,减肥速度宜控制在每个月减重 0.5 ~ 1kg;中度及以上程度的肥胖者,减肥速度宜控制在每周减重 0.5 ~ 1kg。

3. 找个轻断食的搭档，互相鼓励，一起变瘦

其实，减肥真的是一件很艰辛的事情，需要强大的意志力去长期坚持，轻断食也是如此。如果能有些精神上的慰藉、支持，肯定会事半功倍。如果有家人或朋友跟你一起实施轻断食，减肥计划执行起来会更容易些，一方面相互支持、鼓励，另一方面分享体验或心情。此外，如果能有营养师的专业指导，及时发现问题并纠正，比如及时调整轻断食的强度，则减肥风险会更小。

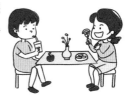

4. 清空家里储存的垃圾食品

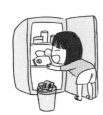

食物的准备是重点。首先，收拾一下冰箱和食品柜，这一点很有必要。把家里的垃圾食品清理干净，比如糕点、饮料、糖果、膨化食品、加工肉制品等。这些食物的诱惑力极其强大，也是减肥路上强大的绊脚石。

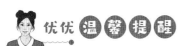

优优 温 馨 提 醒

选择食物的原则有许多，但最重要的一条要牢牢记住——尽量选择原始的、少加工程序的、少添加剂的食物。

5. 量力而为地进行轻断食

短期断食不会很难，但确实有点挑战性，尤其是最开始的断食日。其实还要考虑自己的感受，采用最适合自己的做法，有的人控制力很好，身体耐受性也很好，断食日只吃早餐和晚餐即可。也可分成三餐，每餐的食物量更少，但是缩短了进餐间隔时间。如果

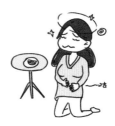

饥饿感难以忍受，甚至有低血糖的情况出现，这时便不能强求完成断食，要适当停止。

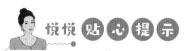

　　可以在断食日用喝水减轻饥饿感，至少能暂时填饱你的肚子。其实人体每日需要摄入水分 1500 ~ 1700ml，许多水分来自日常食物。断食时，食物摄入少了，所以要摄取更多的水分来补充。另外，喝水也能让你避免把口渴误认为饥饿，进而饥不择食。

　　一定要选择零热量的饮品，白开水是首选饮品，加一些柠檬补充维生素 C，更能振奋精神。淡茶水、菊花茶也是很好的选择。

6. 等一等，10 分钟后再进食

　　断食日进食量减少了，进食间隔延长了，这时饥肠辘辘，对食物十分渴望，往往容易进食过快。要想减肥，越是饥饿的时候，进食前越要先等一等。至少用 10 分钟抗拒食欲，看看饥饿感会不会消失。这样做还能让你尽快有满足感，减慢进食速度。

7. 借助手机 App，多样运动

　　有很多运动软件，它可以记录你的运动时间、速度、距离，还可以配合与运动频率相匹配的音乐，让运动更有乐趣。运动软件里面有许多力量训练，包括上肢、下肢力量练习，腹部塑形等。可以根据自己的喜好选择更容易坚持的运动方式。

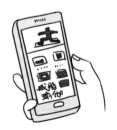

Part 2

月减10斤的减肥食物，健康变瘦

01 早餐要吃"小三样"，快点减、减多点

主讲专家：北京协和医院临床营养科主任医师陈伟

说到早餐吃什么，很多人都头疼不已。对很多减肥人士来说，慑于热能的摄入，更不知道该吃什么了。下面来看一下我们日常的早餐都包括什么吧！

A 女士：面包 + 牛奶 + 鸡蛋

B 先生：油条 + 豆浆 + 鸡蛋

C 小姐：小笼包 + 豆腐脑 + 鸡蛋

对一般人来说，以上是常见的简单早餐。如果想减肥，吃上面这种早餐中的"小三样"完全不行。按上面这样吃，只会让自己越来越胖。如果想要快点减、减多点，迅速达到一个理想的减重目标，就需要采用高蛋白减重方法。

★ "小三样"是"何方神圣" ★

这里所说的"小三样"，指的不是自然食物，即不是上述餐桌上的常见食物，而是指蛋白质 + 膳食纤维 + 维生素。其中，蛋白质是可以减重的；膳食纤维是为了增加饱腹感；维生素是为了补充减重期间可能缺乏的营养素，避免脱发、无力等营养不良的症状出现。

一般来说，这三样食物的量是这样的，即蛋白质粉 15g+ 膳食纤维 10g+ 复合维生素 1 片。如果是 80kg 以上的体重，需要把蛋白质粉增加到 30g，其他两样可以保持不变。

保证早餐中的膳食纤维摄入有 10g，能让你每天有很强的饱腹感，加上每次吃 1 片复合维生素就可以了。未来 1 个月，顿顿早餐保证这三样，为月瘦 10 斤打下良好基础。

早餐"小三样"

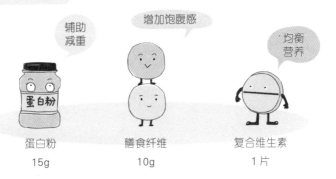

辅助减重	增加饱腹感	均衡营养
蛋白粉	膳食纤维	复合维生素
15g	10g	1 片

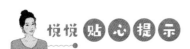

悦悦 贴 心 提 示

对于"哪种蛋白粉更好"这个问题，如果以氨基酸来区分，乳清蛋白粉比混合蛋白粉好，混合蛋白粉比植物类蛋白粉好。

减肥人群或者健美人群可以选择乳清蛋白粉。减肥人群要侧重于选择高蛋白、碳水化合物和脂肪量较少的蛋白粉。注意，一定要通过正规渠道购买蛋白粉，这样才能更好地保证质量和自身健康。

以氨基酸来区分质量

乳清蛋白粉 > 混合型蛋白粉 > 植物类蛋白粉

乳清蛋白粉的作用

建构肌肉

控制体重

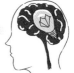

改善记忆力

抗衰老

α - 乳球蛋白

免疫蛋白球

乳铁蛋白

β - 乳球蛋白

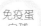

控制血糖

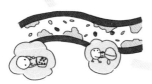

有利于心血管健康

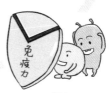

提升免疫力

王子函医生 小 讲 堂

很多健身、减肥的人士早餐会吃乳清蛋白粉，这种乳清蛋白与本小节里所说的蛋白质是一样的吗？

二者成分是一样的，"瓤是一样的"，但是对于蛋白质制剂，我们看的主要是纯度。纯度达到 85% 以上的乳清蛋白，才是优质的乳清蛋白。如果食用的乳清蛋白粉里有很多其他成分，纯度达不到 85%，则达不到你想要的减重效果。

02 午餐要吃小红、小黄和小绿

主讲专家：北京协和医院临床营养科主任医师陈伟

对很多人来说，午餐是很重要的，它处于早餐和晚餐之间，有着承上启下的作用，所以午餐在保证营养的同时，应该摄取足够的能量。实际上，午餐可以适当吃一些红肉（小红，如猪肉、牛肉、羊肉等），再搭配一些薯类（小黄）和蔬菜类（小绿）。

★午餐吃不好，对健康的影响不容小觑★

午餐的重要性不言而喻，长期午餐吃不好，会对身体健康造成很大影响。

1. 反应逐渐变得迟钝

如果午餐没有摄入充足的营养和能量，就无法提供足够的血糖给大脑。对上学的孩子来说，会影响生长发育，出现反应迟钝、注意力不集中等情况。对上班族来说，有可能影响下午的工作效率，出现易疲劳、精神欠佳、思考迟钝等问题。

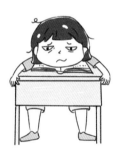

2. 影响胃肠功能

由于上班时间紧迫，很多人午餐时就简单吃点面包，或泡个方便面，或嚼点饼干应付了事。当然，有些人为了快速减肥，也会把水果当午餐吃。

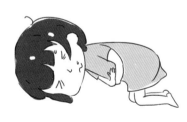

其实，这样敷衍应付重要的午餐，时间一长就会降低人体免疫力，使人体营养失衡，还会使胃肠罢工，出现胃肠功能紊乱、腹泻、消化不良等问题。

3. 慢性病找上门

午餐时，上班族经常去外面饭店吃饭或者叫外卖，其菜肴里往往含有很多盐、油和味精。有些商家为了提升菜肴口感，还会放入一些添加剂。对上班族来说，午餐吃完这样高盐、高油、高热量的食物后，又没怎么运动，就立即投入下午的工作中，久之易导致高血压、高脂血症、糖尿病等慢性病。

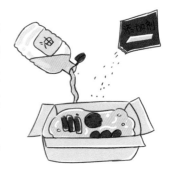

★午餐小红、小黄、小绿这样吃★

小红（红肉）、小黄（薯类）和小绿（蔬菜），这些都是我们常吃的食物。哪些红、黄、绿食物搭配而成的健康午餐能够帮助我们月减 8 斤甚至 10 斤呢？

午餐时，我们可以这样搭配小红、小黄和小绿，即 100g 瘦肉 +250g 蔬菜 +50g 米饭或 200g 薯类食物，更加科学、合理。

中午吃红肉，例如猪肉、牛肉、羊肉等可以提供蛋白质。薯类含膳食纤维丰富，可以增加饱腹感，减少摄食量。蔬菜含丰富的膳食纤维且热量低，利于抑制食欲和减肥。

针对这个摄入量，我们推荐如下午餐健康食谱：

1. 芹菜炒牛肉丝 +200 克红薯 /1 碗米饭

芹菜炒牛肉丝的做法：

①准备好原料，牛肉、芹菜洗净切丝。

②将橄榄油放入锅中加热，加入蒜末、葱末翻炒，随即加入牛肉丝拌炒至变色。

③加入芹菜丝继续翻炒片刻，加入盐、蚝油调味，即可出锅。

2. 黄瓜炒猪肉片 +200 克红薯 /1 碗米饭

黄瓜炒猪肉片的做法：

①准备好原料，黄瓜去皮切块，猪肉洗净切片。

②将橄榄油放入锅中加热，加入蒜末、葱末翻炒至有香味，加入猪肉片拌炒至变白色。

③加入黄瓜块翻炒至变软，加入盐、酱油调味，即可出锅。

3. 菠菜拌牛肉条 +200 克红薯 /1 碗米饭

菠菜拌牛肉条的做法：

①准备好原料，菠菜洗净切段，牛肉洗净切条。

②将橄榄油放入锅中加热，加入蒜末翻炒，然后加入牛肉条炒熟。

③菠菜段入水焯熟，与盛出的牛肉条装在一起，加入香油、芝麻拌匀即可。

★不同人群，午餐要有一定的侧重★

高质量的健康午餐，首先是健康卫生，其次是营养搭配，最后才是美味可口。最好包括主食，禽肉、鱼肉、蛋类、奶类及蔬菜类，但对于不同人群，应该有不同的侧重。

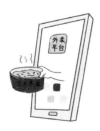

1. 外卖一族

选择菜肴时应该以蒸煮、清炒、白灼等烹调方式为主，适当搭配一些玉米、薯类等。

2. 带饭一族

带饭的人最好是早晨做好饭菜，如果实在没有时间和精力，就要将前一天晚上做好的饭菜密封冷藏好，到了办公室立即放入冰箱保存。

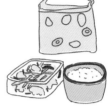

要注意的是，最好不要带鱼类、贝壳类、虾蟹等食物，因为这些食物隔夜后易产生蛋白质降解物，进食后易引起胃肠炎，损害肝、肾功能，不利于健康。

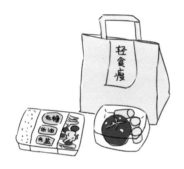

3. 减肥一族

低油、低糖、低盐和高纤维的食物更有利于控制体重。虽然绿色蔬菜是必备的，但也可以适当搭配一些红色蔬菜，如西红柿、柿子椒、胡萝卜等，可有效抗氧化、抗衰老，提高机体免疫力。

金铂医生 小讲堂

Q
读者

吃红肉的话，可以选择腌制红肉吗？

A
医生
梦之队

一定要食用新鲜的红肉，减少食用腌制的红肉或罐头制品等，因为罐头类和腌制类肉都含有大量的钠，甚至可能含有亚硝酸盐等致癌物质，不适合常吃。

03 晚餐搭配白、绿、黄，吃好瘦好

主讲专家：北京协和医院临床营养科主任医师陈伟

晚餐对很多人来说是很重要的一餐，但对需要减少热量摄入的减肥人士来说，他们认为不吃晚餐能更快减掉脂肪。事实上，这种想法是错误的，因为不吃晚餐，身体没有获取相应的营养物质，反倒会使身体新陈代谢减慢，更不利于脂肪、糖类的分解，时间一长，可能还会影响身体健康。

★ 选择白肉，远离"三高" ★

虽然午餐已经食用一些红肉，但晚餐还是可以吃一些白肉（小白）的。那么，白肉究竟是指哪些肉类呢？白肉，狭义上是指家禽肉，如鸡胸肉；广义上是指肌肉纤维细腻、脂肪含量较低、脂肪中不饱和脂肪酸含量较高的肉类。总体来说，白肉能提供丰富的蛋白质，且脂肪含量低，不易引起"三高"（高血压、高血脂、高血糖）。

每 100g 白肉中蛋白质的含量

食品	含量（g）
鲑鱼	17.0
鸡肉	21.5
鸭肉	16.5
海参（干）	76.5
龙虾	16.4

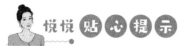

悦悦 贴 心 提 示

晚餐时，我们可以这样搭配小白、小绿和小黄，即 150g 白肉 +250g 水煮蔬菜 +50g 米饭或 200g 薯类。

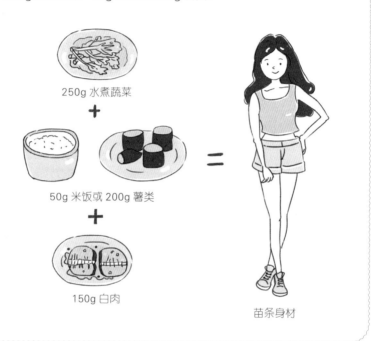

250g 水煮蔬菜

＋

50g 米饭或 200g 薯类

＋

150g 白肉

苗条身材

★红肉和白肉的主要区别★

区别	红肉	白肉
颜色	红肉会显示红色，是因为其中含有较多铁	白肉中的铁含量较少，所以更多显示肉质本身的颜色

（续上表）

区别	红肉	白肉
营养构成	主要差别在于脂肪的种类，红肉中含有丰富的饱和脂肪酸	含有蛋白质，白肉中的饱和脂肪酸较少，油脂大部分是不饱和脂肪酸
对健康的影响	虽然红肉中含有的饱和脂肪酸不利于健康，但是其中含有较多微量元素，对身体同样有很大益处	白肉含有的不饱和脂肪酸对降低血脂及保护心血管有一定好处

 栾杰医生 小讲堂

在这里，给大家介绍 5 种好吃且不发胖的海产品。

1. 螃蟹

蟹肉属于低脂肉类，可作为控制体重时的蛋白质来源。

2. 生蚝

生蚝属于高蛋白、低脂肪食物，含有人体必需的 8 种氨基酸，减肥人士可选择食用。

3. 海参

海参高蛋白、低胆固醇，其中的黏多糖和海参皂苷可以辅助调节血脂和血糖。

4. 蛤蜊

蛤蜊含有大量蛋白质，且热量低、脂肪含量少，可以利尿消肿。

5. 虾

虾，尤其来自深海的虾类是减肥瘦身者的首选，不仅没有污染，而且含有比养殖虾更多的微量元素，如钙、镁、磷等。

04 远离这些食物，减肥要下狠心

主讲专家：北京协和医院临床营养科主任医师陈伟

在现代社会，减肥似乎成为很多人见面聊天时必不可少的话题，不只是女性热衷减肥，很多男性也加入减肥大军，尤其是中年发福的男性，但减肥不是朝夕就能见效的事，想要见到成效，就要对自己狠一点。

减肥时不仅要知道吃什么、怎么吃，还要了解哪些食物不能吃，这是一定要引起注意的。接下来，我们来了解不能吃的食物有哪些。

★这三类食物不能吃★

第一类：高糖食物

高糖食物包括含糖饮料、奶油蛋糕、点心、面包、饼干，以及黏糯的主食，像汤圆、粽子、艾窝窝、糍粑等。另外，蜂蜜等都属于含糖量高的食物。

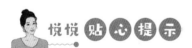

悦悦 贴心提示

一般来说，大部分天然食物的 GI 值（升糖指数）往往比精加工食品低。以水果和果汁为例，单纯吃水果，需要经胃肠道的消化分解才能够被人体吸收，而果汁经过加工处理，进入身体后即能被人体迅速被吸收，导致血糖飙升。所以，能吃天然食物的时候尽量不选择精加工食品，这是控制血糖非常关键的一步。

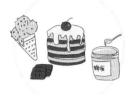

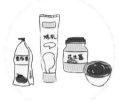

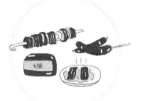

高糖食物　　　　　高脂食物和调味品　　　　　高脂肉类

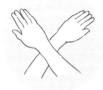

三类食物不能吃

第二类：高脂食物和调味品

这类食物包括干果、全脂奶类、油炸类，还有各种酱料，如花生酱、蛋黄酱、千岛酱、沙拉酱、巧克力酱、含油辣椒酱等。

酱类、炼乳、油辣椒能量参考值

食品	能量参考值（每15g）
花生酱	105kcal
蛋黄酱	105kcal
番茄酱	17.9kcal
炼乳（全脂甜炼乳）	49kcal
油辣椒	129.6kcal

第三类：高脂肉类

这类食物包括肥肉、肉皮、火腿、香肠等。

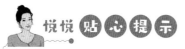

很多减肥人士会选择燕麦片，因为燕麦营养丰富、饱腹感强、升糖指数低，还富含降血脂的β-葡聚糖，但是市面上大部分燕麦都是不利于减肥的，它们不仅经过精细加工，降低了膳食纤维含量，而且有些还加入了很多奶精、白砂糖、果干等高糖食物，即我们常说的花样燕麦片。

标注"无蔗糖"的燕麦片看似"无糖"，实际上"无蔗糖"和"无糖"的意思是不同的。无蔗糖的燕麦产品，虽然不含蔗糖，但里面放入很多其他糖类，比如麦芽糖、葡萄糖、蜂蜜等。事实上，为了保证整体口感，几乎所有标注"无蔗糖"的燕麦食品都是含糖的，真正不含糖的食品一般会标注"无糖"。

李建平医生 小讲堂

Q
读者

减肥期间吃麻辣烫素菜，可以吗？

A
医生
梦之队

减肥期间最好不要吃麻辣烫，麻辣烫虽然味道比较鲜美，但里面的素菜最好不要吃。麻辣烫的汤料含有很高热量，素菜会吸收其中很多热量。

减肥需要毅力，持之以恒，三餐最好规律一些，吃饭的时候最好用小碗装饭，一定要控制好自己的饮食，不要吃得太饱。

05 培养肠道"瘦菌"不发胖

主讲专家：中日友好医院减重糖尿病健康管理中心主任孟化

　　你相信吗？一个人的胖瘦一定程度上是由肠道里的菌群决定的，这听起来有点难以置信。的确，肠道内细菌的改变会影响胖瘦，有一个著名的小鼠实验能给大家一些启发。

★给小白鼠喂食肥胖者粪便的实验★

　　美国华盛顿大学一位教授发现有一对双胞胎姐妹，一个特别胖，一个特别瘦，然后把姐妹的粪便分别做成胶囊，喂给小白鼠。

　　他把小白鼠分成 2 组，一组小白鼠的食物里混合胖姐姐的粪便，另外一

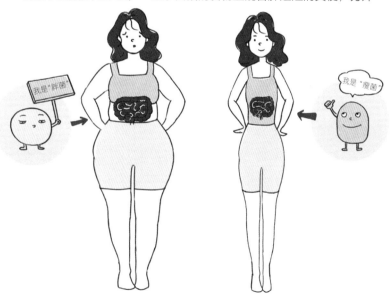

肠道菌群在某种程度上决定人的胖瘦

组小白鼠吃 3 个月瘦妹妹的粪便。2 组小白鼠的其他食物是一模一样的。3 个月后，吃了胖姐姐粪便的小白鼠变胖了，在一定程度上提示是胖姐姐肠道菌群在起作用。

可见，肠道菌群在某种程度上可以决定人体胖瘦。也就是说，肠道"胖菌"越来越多的话，人就会越来越胖；反之，肠道"瘦菌"越来越多的话，人就会越来越瘦。

★令人发胖的"胖菌"：阴沟肠杆菌★

有研究发现，"胖菌"能阻碍人体代谢，促进脂肪合成，相继诱发肥胖、糖尿病等慢性疾病。令人高兴的一点是，这种"胖菌"是可以减少的，通过日常合理的膳食搭配，能够改变这种菌群的数量，有效控制肥胖。

阴沟肠杆菌是一种细菌，在自然界中广泛存在，在人和动物的粪便中、泥土、植物中均可检出，是人类肠道正常菌种之一。

上海交大教授赵立平实验室的一项研究发现，一种叫做"阴沟肠杆菌"的肠道条件致病菌是造成肥胖的直接元凶之一。这也是国际上首次证明肠道细菌与肥胖之间具有直接因果关系。

赵立平教授实验室找到的这种阴沟肠杆菌可以产生内毒素，能够让本来吃高脂饲料吃不胖的无菌小鼠发展成严重的肥胖症，同时能够引起小鼠炎症和胰岛素抵抗；也可以关闭消耗脂肪需要的基因、激活合成脂肪的基因，从而导致肥胖。

能给人带来幸福感且不会发胖的甜食

事实上，有一种甜食是阴沟肠杆菌不爱吃的，但它同样能给我们带来幸福感。

这种甜食叫菊糖，是从一种植物里提取出来的。它的甜度是普通蔗糖的

200 ~ 250 倍，口感与蔗糖相似。虽然它的甜度很高，但是热量很低，特别适合糖尿病患者、代谢综合征患者，还有精神压力比较大的人。

★使人不发胖的"瘦菌"：拟杆菌★

为什么有些人吃着同样的食物，进行同样的运动，作息时间都一样，体重却出现了区别？研究发现，这与我们的肠道菌群有一定关系。我们的肠道菌群中存在容易让人发胖的"胖菌"，也有容易使人不发胖的"瘦菌"。

"瘦菌"也称为拟杆菌，"瘦菌"吸收营养的效率很低，如果"瘦菌"较多，即使平时吃得多一些，也只有很少一部分食物会转化为能量，转化为脂肪的能量就少了，自然不会发胖。这也是部分人怎么吃也不会胖的原因。

Tips

"瘦菌"能分泌一种叫短链脂肪酸的代谢物。短链脂肪酸能够成为让肠道活动更活跃的能量源。肠道能量源增加，可以提高肠道的消化及吸收能力，利于肠道细菌获取养分，提高免疫力。另外，短链脂肪酸被肠道吸收进入血液后，具有抑制脂肪被细胞吸收、促进脂肪消耗的功能。因此，在防止脂肪堆积、预防肥胖方面，"瘦菌"分泌的短链脂肪酸具有不可或缺的作用。

花青素对"瘦菌"的作用

有一种神秘的营养素，可以让"瘦菌"越来越多，这种营养素叫作花青素。

花青素是一种水溶新色素，广泛存在于开花植物中，如紫甘薯、葡萄、血橙、蓝莓、茄子、樱桃、黑莓、草莓、桑葚、山楂等。

花青素与肠道菌群的相关性主要体现在，在高量摄入花青素的条件下，人体内微生物多样性较高，拟杆菌门／厚壁菌门比值上升，"瘦菌"数量增加，且内脏脂肪含量也降低，脂肪酸氧化、脂肪生成、饱腹感均受到一定影响。

相关研究还表明，原花青素 B_2 能够改善肠道环境，调节肠道菌群结构，从而调节高脂膳食诱导的血脂代谢紊乱。

因此，增加花青素的摄入，可以在一定程度上促进"瘦菌"数量的增加，发挥整肠健肠、降脂、预防肥胖的效果。

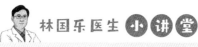

林国乐医生 小讲堂

一般紫薯切开后放置一会儿就会变黑，氧化了，但紫薯加入柠檬水抗氧化之后，可以始终保持一种非常鲜艳的紫色，这是因为紫薯中的花青素在酸性条件下是很稳定的，不会变色。

下面给大家介绍一款健康营养、利于减肥的紫薯银耳菊糖羹。

第一步

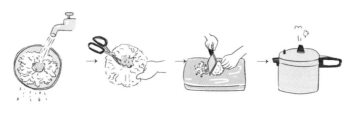

① 银耳用清水泡发后冲洗干净（因为银耳中有一些杂质）。
② 把银耳的根去掉（这个根口感不好）。
③ 用刀切碎银耳（因为银耳最后要熬成浆状、糊状）。

④ 想让它更快达到糊状效果，也可以用高压锅煮四五分钟后再把银耳拿出来熬。

第二步

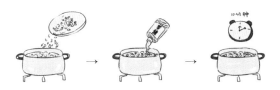

① 把银耳放入烧开的清水中。

② 待银耳熬得软烂时再放入菊糖（不要放冰糖或白砂糖），如果过早放入菊糖，会破坏菊糖的稳定性。可以根据个人口味，想吃甜一点可以多放一点菊糖。

③ 放入菊糖后，再煲煮10分钟左右就可以了。

第三步

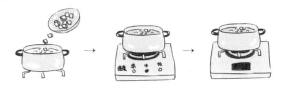

① 紫薯下锅后，只需要让紫薯均匀受热就差不多了。

② 熬煮紫薯的过程中，注意温度不要太高。

③ 熬煮时间不要太长，否则紫薯里的花青素容易被破坏掉。

紫薯富含花青素，可以滋养体内的"瘦菌"，而菊糖虽然味道甜美，但是不会增加体内的"胖菌"。因此，这样一道美味的紫薯银耳菊糖羹可以有效调节体内肠道菌群，辅助我们减肥减重。

1. 保持最佳的膳食纤维摄取比例

膳食纤维的摄取对改善肠道菌群有很大帮助,如果想减重效果更加明显,保持正常排便就显得尤为重要。能帮助排便的膳食纤维有水溶性纤维与非水溶性纤维。

富含水溶性纤维的食材有白萝卜、牛蒡、红萝卜、红薯等。富含非水溶性纤维的食材有杏鲍菇、金针菇、蘑菇、花椰菜等。

在二者的摄取上,保持水溶性纤维与非水溶性纤维 1 ∶ 2 的摄取比例,不仅可以提升"瘦菌"的数量,也能改善便秘情况。

2. 注意发酵食物的补充

补充适量的发酵食物,对改善肠道菌群平衡的效果很好,对"瘦菌"的培养也非常有帮助。平时可以选择泡菜、酸菜等发酵食物。在食用发酵食物时保持少量多次的原则最适宜。

3. 益生菌的选择

直接补充益生菌也能改善肠道菌群平衡,但因为补充的益生菌大部分在24 小时后会排出体外,想要提高益生菌的补充效果,必须配合足量的膳食纤维补充。目前益生菌的补充一般是利用酸奶,但市面上大部分酸奶中又含有很多精制糖成分,所以在选择酸奶时要注意含糖量的问题。

Tips

虽然可以选择不含糖的酸奶,但不含糖的酸奶口感偏酸,很多人不喜欢喝。建议将不含糖酸奶与香蕉一同食用,如此混合制作的香蕉酸奶不仅口感好吃,而且含有丰富的膳食纤维,帮助培养"瘦菌"的效果很好。

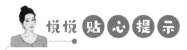

如果想要更多地培养"瘦菌"，减肥期间就要做到远离代糖（阿斯巴甜）。也许有人会问，很多减肥食品都是利用代糖代替添加的糖分，远离代糖的话还怎么减肥啊？有研究显示，频繁进行代糖补充，会让肠道优良菌群数量大幅降低，不利于"瘦菌"的培养，而且会使人体在无形中增加对糖分的依赖。

06 山茶籽油，用对降脂又减肥

主讲专家：北京友谊医院营养师、影视明星高圆圆私人营养师顾中一

日常生活中，食用油的品种非常多，大家最常吃的是大豆油、花生油、调和油、菜籽油、葵花籽油、玉米油、山茶籽油和橄榄油。其中，山茶籽油不仅可以降低血压、血脂，还有软化血管的作用。

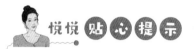

悦悦 贴心提示

食用山茶籽油，推荐成年人每日摄入 25 ~ 30g，每次 10g 左右。

★山茶籽油的四步鉴别法★

实际上，山茶籽油种类繁多，一般会掺杂大豆油、色拉油。因此，选择山茶籽油时要注意做到看、闻、尝、烧四步。

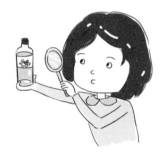

一看：一定要先看油的色泽、透明度。品质好的山茶籽油色泽较淡，且没有沉淀。

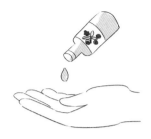

二闻：将买回来的山茶籽油在手掌上滴一两滴，合拢双手摩擦后闻其气味。压榨山茶籽油可以闻到独特的茶油味，如果闻到异味，说明油的质量有问题，可能保存时间太长了。

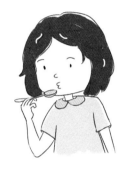

三尝：优质山茶籽油口感爽滑，喉咙后部有明显的茶油清香。如果感觉有酸味、焦苦味或者明显异味，就是不合格的山茶籽油。

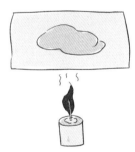

四烧：检测油中水分是否超标。取油层底部的油涂在易燃纸片上点燃，燃烧正常且没有异常响声的是合格产品；燃烧不正常，且发出"吱吱"声的是不合格产品；燃烧时发出"啪啪"的爆炸声，说明油中水分严重超标。

★ 山茶籽油营养丰富 ★

山茶籽油所含营养非常丰富，含不饱和脂肪酸93%，其中油酸82%、亚油酸11%，还含有山茶苷、茶多酚、磷脂质和皂苷、鞣质；富含抗氧化成分和具有消炎功效的角鲨烯。角鲨烯可以防止血液形成凝块，预防血栓，降低胆固醇水平，降低血压。

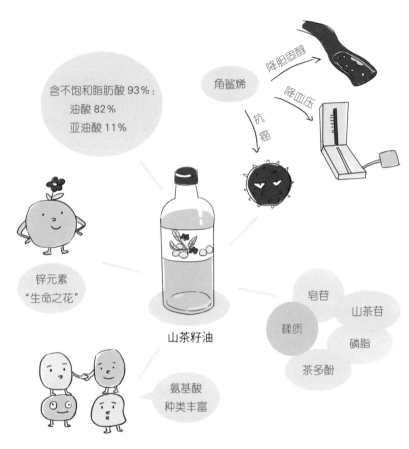

含不饱和脂肪酸93%：
油酸82%
亚油酸11%

角鲨烯

降胆固醇

降血压

抗癌

锌元素
"生命之花"

皂苷

山茶苷

鞣质

磷脂

茶多酚

山茶籽油

氨基酸
种类丰富

另外，角鲨烯与黄酮类物质对防癌抗癌有着极佳的作用。

同时，山茶籽油富含被医学家和营养学家誉为"生命之花"的锌元素，含量是大豆油的10倍之多。此外，山茶籽油中所含氨基酸的种类是所有食用油中较多的。

★山茶籽油该怎么用★

除了有利于减肥的功效，山茶籽油中的油酸和亚油酸在人体内可以转化成DHA和EPA，对婴幼儿大脑的发育和视力保护也有重要的作用。另外，还可延缓衰老，对预防"三高"有显著功效，是老年人相当理想的食疗佳品，因而也有"长寿油"的美誉。

山茶籽油几乎可以用于所有菜式和烹饪方法，并且美味可口。那么，平时该怎么使用山茶籽油？

第一，直接用于凉拌各种荤、素菜，还可以调制色拉酱，可以调节口味。

第二，将山茶籽油与食材一起拌入调味，或者蒸好后淋上少许山茶籽油，可以提味、去腥。

第三，煮汤时熄火前10分钟，加入1匙山茶籽油，汤汁更清鲜味美、不油腻。

第四，炒菜时加入山茶籽油，可以提升菜品的本味，保证色香味和营养。

第五，在烘烤前或烘烤时涂抹一层山茶籽油，可以保证食物鲜香酥脆。

 王凯医生 小讲堂

Q 读者

经常食用山茶籽油可以保持苗条身材吗？

A 医生 梦之队

有的人为了减肥或保持身材，忌食任何油腻食物，只吃蔬菜、水果，但血压、血糖、血脂水平还是居高不下。这是因为人体必须摄入一定的脂肪，如果长期缺乏油脂摄入，人体内就会自行合成饱和脂肪酸，而饱和脂肪酸正是引起高血压、高脂血症、高血糖和肥胖症等的主要元凶。

山茶籽油中高比例的不饱和脂肪酸（油酸）可以辅助保持身体健康，降低血脂、血压，保持良好身材，且可辅助保护心脑血管。

07 富钾食材安排上，多吃多排最消肿

主讲专家：北京友谊医院营养师、影视明星高圆圆私人营养师顾中一

2012 年的一项调查显示，中国人食用盐的每日平均摄入量达 10g 以上，而《中国居民膳食指南（2022）》推荐的摄入量是每人每日不超过 5g，前者是后者的 2 倍有余。如果经常补充一些钾元素，对减少钠元素的副作用是有帮助的。

如果身体内的钾元素太少，会造成身体内的钠钾平衡失调，多余的钠会把水分留住，造成细胞水肿，使得体重下不来。如果身体对钾离子的摄取量充足，钠离子就留不住身体多余的水分。所以钾离子可帮助代谢身体多余的水分，消除水肿，优化身体曲线。

★钾元素的重要性★

钾是人体内的一种重要元素，其中 98% 储存于细胞内，2% 分布在细胞外，对维护心脏的正常功能及细胞的新陈代谢有着重要作用。

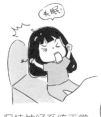

保持神经系统正常，
避免焦虑、失眠

保持细胞的
正常含水量

维持人体心肌的
兴奋性和自律性

维持人体酸碱平衡，
维持新陈代谢

钾元素的作用

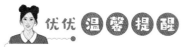

优优 温馨提醒

富含钾的蔬菜有菠菜、油菜、蘑菇、黑木耳等，富含钾的水果有香蕉、橘子、柚子、山楂等。

富含钾的食材

蔬菜类	菠菜、大头菜、苋菜、大葱、油菜等
瓜果类	香蕉、柑橘、西红柿、柿子、桃子等
豆类、菌菇类	海带、紫菜、花生、蘑菇等
肉类	瘦牛肉、鸡肉、羊肝、牛肝等

★钾元素和减肥的关系★

钾和减肥有什么关系？一般减肥的人都想着少吃一点，控制摄入量，但少吃一点后，口味不自觉地淡下来，在这种情况下，钾每天的补充量可能不够。

钾是一种很奇怪的东西，它的特点是多吃多排，少吃少排，不吃也排。意思就是你每天吃的食物多，排出的钾也会增多；吃的食物少，排出的钾会相对少一些；但不摄入钾，还是会有很多钾从尿液中流失。所以，这时多吃一些含钾多的食物对人体健康有很好的帮助。

比如一个人可能并不是真的胖，而是肿，这种肿可能是水液代谢不好或者缺乏某种物质导致的水肿，如果多吃含钾比较丰富的食物，则可以帮助加速体内水液代谢和新陈代谢，起到消肿减重的作用。

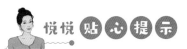

通常情况下，正常成人每天食用盐的摄入量不超过 5g，但是一天三餐经常在外面进餐的人由于吃了太多的加工食品、动物性蛋白质和脂肪，蔬果摄取偏少，久之会导致体内钠元素偏高，引起钠钾水平严重失衡，进而影响体内循环，出现浮肿，造成一定程度的虚胖。因此，在饮食上一定要注意减少盐的摄入，多吃富含钾的食物。钾离子可以帮助排出身体多余的盐分、水分，保持体内电解质平衡。

经常在外面吃饭的人要尽量晚餐在家吃，晚餐时多补充蔬果汤，这样既能补充钾，达到排钠消肿的效果，又能均衡每天的蔬果摄取量。蔬果汤至少选用 4 种蔬果，蔬果种类可以根据个人喜好搭配。

林国乐医生 小讲堂

Q

读者

平时怎么知道自己有没有缺钾？

A

医生
梦之队

出现以下 5 种表现，提示你可能要补钾了。

第一，虚弱疲劳。缺钾最常见的表现就是疲劳乏力和身体虚弱，致使思维混乱、意识模糊，无法集中注意力。

第二，手足无力。身体一旦缺钾，容易出现不同程度的肌肉萎软，以下肢最为明显，严重时会导致小腿肌肉痉挛等。

第三，胃肠功能紊乱。钾含量偏低会使胃肠蠕动减慢，诱发或加重食欲不振、恶心、呕吐、腹胀、便秘等症状。

第四，心律失常。缺钾会导致心律失常、头晕眼花等症状。

第五，烦躁不安。缺钾会导致烦躁不安、倦怠、头晕等神经系统症状。

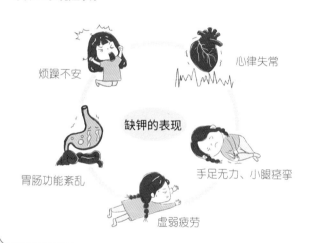

烦躁不安

心律失常

缺钾的表现

胃肠功能紊乱

手足无力、小腿痉挛

虚弱疲劳

08 不留死角，这些减肥细节要注意

主讲专家：北京协和医院临床营养科主任医师陈伟

无论你是否想减肥，控制好日常摄入量总归是没有坏处的。很多人减肥用尽各种办法，但就是减了又胖、胖了又减。其实，让你减肥失败的罪魁祸首，往往就是一些小到完全被忽视的生活细节。

★容易被忽视的生活细节 1：餐具大小★

餐具大小真能影响我们吃了多少吗？虽然看起来不合理，食量也是因人而异，但实际上，我们通常会把盘子里的食物，尤其是我们喜欢吃的食物统统吃光。因为当我们把喜欢的食物吃得一点不剩时，往往会产生一种满足感，心情变得愉悦。事实上，用餐结束的信号往往是看到空空如也的盘子时发出的，而不是我们的胃。因此，使用小号餐具能在一定程度上帮助我们减少摄入量。

下面两个实验，可以佐证这一点。

看电影吃爆米花实验

有一个实验是给电影院中的观众发放 2 桶大小不同的爆米花。结果，拿到大号桶爆米花的观众比拿到小号桶爆米花的观众多吃了 45%，观众是在不知不觉间摄入过多导致的。

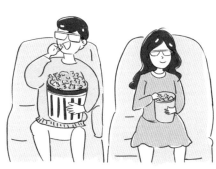

看电影吃爆米花实验

比小号桶多吃了45%

冰淇淋错觉实验

实验前将人们分为 2 组，分别给他们发放不同规格尺寸的碗和勺子，让他们享用自助冰淇淋。结果，拿到大号碗和大号勺子的人比使用小号餐具的人多取了 57% 的冰淇淋。

冰淇淋错觉实验

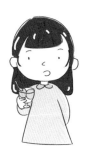
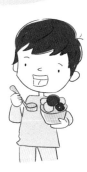

大号的碗勺多取了57%的冰淇淋

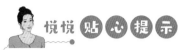
　　美国康奈尔大学的一项研究表明,当食物的颜色与容器反差较大时,能让人吃得更少。反之,如果食物和餐具的颜色相同或相近,食物与餐具之间的边界会变得模糊。如果用最常用的白瓷碗盛饭,你有可能在不知不觉间摄入很多米饭。

★容易被忽视的生活细节 2：媒体广告★

　　我们都看过手机和电视等媒体上的食物类广告,广告中的食物看起来色、香、味俱佳,香味仿佛扑鼻而来。例如,冰淇淋广告中会呈现诱人的舔食冰淇淋画面,咖啡广告里会出现与爱情有关的画面。这类广告让我们容易相信这些食物可以带来更好的感觉和体验,能提高幸福感,让生活更美好。

　　食物被商业操作、包装成能消除一切烦恼的灵丹妙药,而事实上,这些商业广告旨在用夸张的画面激发起我们的食欲,促进产品销量。

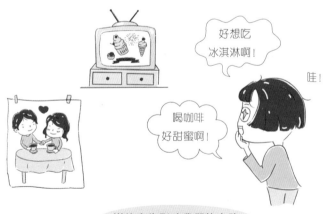

媒体广告影响我们的食欲

★ 记住这些利于减肥的生活细节 ★

减重不可能一蹴而就，有时甚至一个疏忽就可能使我们的身材反弹，甚至变得臃肿。其实，只要平时注意一下生活中的小细节，减肥就会变得轻松而有趣。

1. 坚持每天运动

每天坚持 30 ~ 60 分钟的运动锻炼。除了有氧运动，也可以进行一定的重量训练。一周当中可以休息 2 天，这两天可以选择做瑜伽和户外散步等。坚持每天小跑，可以促进脂肪持续燃烧，但要注意，运动后如果很饿也不要暴食，实在饿得不行可以适当吃些水果。

2. 每天摄取 30g 膳食纤维

每餐保持摄取 8 ~ 10g 膳食纤维，这样一天能保证摄取 25 ~ 30g 膳食纤维，就可以在一天中保持相对的饱腹感，而避免因为饥饿而不由自主地进食高热量食物。

3. 保证睡眠充足

研究表明，相对于睡眠充足者，睡眠严重缺乏者吃得更多，而身体因为缺乏适度休息，出于自我保护会倾向于储存脂肪。因此，保持充足的睡眠时间非常重要。

4. 多喝水，多补水

多喝水，让身体保持充足的水分，能帮助减重。无论是饭前 1 ~ 2 小时喝一大杯水，或者吃富含水分的蔬果，都能帮助你不进食过量。

5. 不需要完全放弃特别喜欢的食物

保持良好的情绪对减肥者来说很重要，不需要因为吃了一小块巧克力或喝了几小口红酒，而担心影响减肥效果。要知道，减肥期间保持愉悦的心情更为重要。

6. 进餐时要细嚼慢咽

吃饭时要细嚼慢咽，平时感到饥饿可以适当吃些低糖的水果来增加饱腹感，避免食欲过旺。

7. 每餐吃七分饱

每次进餐时感觉吃得差不多了，恰是最好的饱食状态，也就是七分饱。逐渐养成每餐吃七分饱的习惯，更利于身体消化吸收。

 金铂医生 小讲堂

到了冬季，你会不会更容易发胖？很多人回答会。我们容易在冬季长胖，原因就是冬天天气寒冷，身体会需要更多热量来保持身体合适的温度。在一些节假日人们容易暴饮暴食，尤其在春节期间，很多人喜欢吃高热量、高脂肪、高糖的食物，加上经常宅在家里刷手机、看电视，运动不足，这些因素都属于环境对食欲的影响，同样要重视起来。

轻松长知识

北京协和医院力荐的轻断食食谱

所谓轻断食，是指 1 周 7 天之中轻微断食 1 天或 2 天，可以选择周一和周四这 2 天断食。

早餐

2 小杯低脂或脱脂酸奶，加上 1 个鸡蛋，有足量的蛋白质摄入，可以保证有充沛的体力应对一个早上的工作。

午餐

不能吃饭，只吃 200g 水果即可。

晚餐

吃 50g 米饭或 200g 薯类，250g 蔬菜，加上 50g 瘦肉或鱼肉。

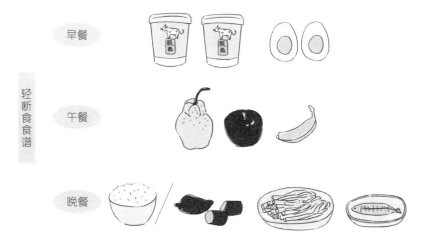

Part 3

利于长寿的主食减肥法，这样吃不反弹

01 不吃主食只吃肉，不利于减肥

主讲专家：北京协和医院临床营养科主任医师陈伟

很多人认为不吃主食可以减少热量摄入，殊不知，不吃主食的危害巨大，不仅会影响身体健康，而且不利于科学减肥，容易反弹。

★ 不吃主食的危害有哪些 ★

> **瑞典的一项研究结果**
>
> 瑞典一家权威机构对 4 万多名 30 ~ 49 岁女性的饮食习惯进行了长期跟踪调查。结果发现，食用富含碳水化合物的主食越少，同时进食肉蛋类食物越多的人，患心肌梗死和脑卒中的风险越高，甚至是正常吃主食的女性的 1.6 倍。

第一，如果不吃主食，身体就不能获取足够的碳水化合物，这样机体的能量供应就会出问题，转而从蛋白质的分解里获取能量。蛋白质分解供能会产生大量废物，进而增加肝脏和肾脏的负担，长期下去，反而会损伤肝功能和肾功能。

第二，据研究，大脑每日需要约 130g 淀粉主食提供能量，如果摄入的

量不足，人体可产生精神不振、注意力不集中、思维迟钝、焦虑不安等症状。

第三，长期不吃主食，会使身体出现内分泌失调，如大量掉头发，皮肤长痘、长斑等，导致皮肤衰老。

第四，对女性而言，通过长期不吃主食来减肥，还会出现月经不调、闭经等问题，引起妇科疾病。

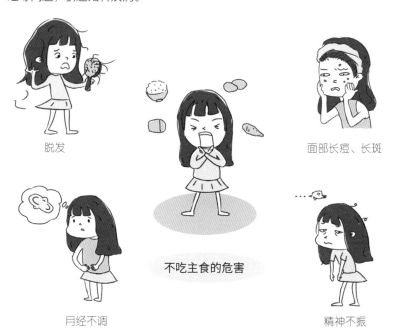

脱发

面部长痘、长斑

不吃主食的危害

月经不调

精神不振

如果基本不摄入碳水化合物，身体所需的热量由谁来提供？当然是脂肪，身体在消耗脂肪的过程中会产生酮体，因此，这种饮食方法也被叫作生酮饮食。

★不吃主食的生酮饮食法★

生酮饮食法最吸引人的地方是，减肥者可以吃得很舒爽，因为生酮饮食法一般不会控制卡路里摄入。相较于传统低脂饮食要控制卡路里，生酮饮食法让人更容易坚持下去，但是，对于绝大多数人来说，这是极其不健康的饮食法。生酮减肥的代价极为巨大，大医生强烈不建议读者轻信"生酮饮食"，以免酿成重大健康后果！

★不吃主食只吃肉的风险★

如果长期使用这种不吃主食只吃肉的方法减肥，会存在很多风险，最常见的表现有虚弱、乏力、营养不良和便秘等，严重的可能会导致肾结石。

青少年用这种方法减肥，很可能导致发育不良；孕妇用这种方法控制体重，很可能会影响宝宝的神经系统发育；肾功能不好的人和糖尿病患者用这种方法减肥，很可能会加重病情。因此，这种减肥方法还是不要使用为宜。

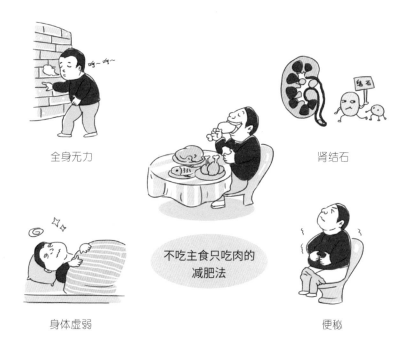

全身无力

肾结石

不吃主食只吃肉的减肥法

身体虚弱

便秘

02 如何吃主食更健康

主要专家：北京协和医院临床营养科主任医师于康

生活中，很多人为了迅速减肥，选择不吃主食，但这样真的有利于健康和减肥吗？不容易反弹吗？事实上，这是不利于减肥和健康的，且危害很大。

★ 如何吃主食 ★

既然不吃主食的危害这么大，那么主食应该怎么吃呢？吃主食的最主要原则是粗细搭配。

最简单的粗细搭配比例是 1：1。如果对粗粮不耐受，粗粮的摄入比例可以控制在不低于主食量的 1/3。

★ 粗粮包括哪些食品 ★

粗粮是相对我们平时吃的精米、白面等细粮而言的，主要包括谷类中的玉米、小米、紫米、高粱、燕麦、荞麦、麦麸及各种干豆类，如黄豆、青豆、赤小豆、绿豆等。粗粮含有丰富的非水溶性膳食纤维，有利于保障消化系统正常运转，减少便秘。

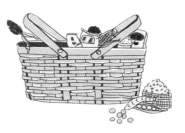

粗细粮合理搭配

它与水溶性膳食纤维协同工作，辅助降低血液中低密度脂蛋白胆固醇和甘油三酯的浓度；增加食物在胃里的停留时间，延迟饭后升糖的速度，降低患高血压、糖尿病、肥胖症和其他心脑血管疾病的风险。

Q
读者

任何人都适合食用粗粮来减肥吗?

A
医生
梦之队

粗粮虽好,但并不是所有人都适合用粗粮完全代替传统主食,下面这些人群就不适宜食用粗粮。

1. 胃肠功能较差者和胃肠病患者

对胃肠功能较差和患有胃肠疾病的人来说,粗粮中过多的膳食纤维会给胃肠带来很大负担,过量进食可能会加重胃肠疾病。

2. 肾病患者

肾病患者不适合进食大量粗粮,因为全谷类食物中含有较大量的植酸,而植酸是磷的重要存在形式,过量的磷摄入会加重肾脏负担。

3. 免疫力功能低下者

免疫力功能低下者如果长期每日摄入膳食纤维超过50g,会使蛋白质补充受阻、脂肪利用率降低,造成骨骼、心脏、血液等组织器官功能的损害,降低人体免疫力。

4. 老年人和孩子

老年人的消化功能减退,而孩子的消化功能未发育完善,进食大量粗粮会对他们的胃肠产生很大负担。

03 大医生推荐的减肥饮食金字塔

主讲专家：北京协和医院临床营养科主任医师陈伟

　　减肥方法有很多种，但如果你使用的减肥法不科学，则有可能起不到减肥作用，还会损伤身体健康。其实，减肥时有一个减肥饮食金字塔，遵循金字塔的饮食原则，才能更好、更高效地减肥。

★什么是减肥饮食金字塔★

　　减肥饮食金字塔，实质上是一种均衡的身体进食状态。金字塔底端是我们的碳水化合物区，也就是主食区，碳水化合物的供能比例要保持在全天摄入总能量的 50% 左右；第二层是脂肪区，脂肪的供能比例要保持在 30% 左右；第三层是蛋白质区，蛋白质的供能比例要保持在 20% 左右。这些成分的摄入为我们的身体供给营养。对减肥者来说，要从这些食物中选取一些能够帮助减肥的食物，保证营养补充的同时实现科学减肥。

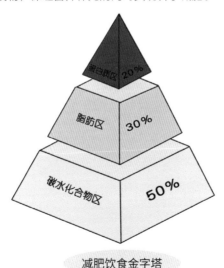

减肥饮食金字塔

★ 碳水化合物摄入量与预期寿命的关联 ★

2018 年，《柳叶刀》杂志发表了一个权威研究，结果发现，人体总体碳水化合物的摄入量与预期寿命之间存在一定意义上的关联。

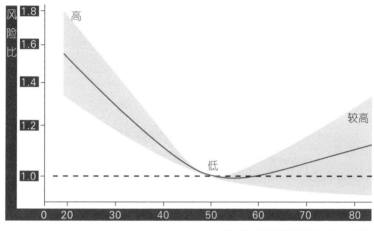

碳水化合物摄入量与预期寿命

从上图可以看出，过多和过少的碳水化合物摄入量都可能增加死亡风险。

★ 碳水化合物的作用有哪些 ★

1. 储存和提供能量

碳水化合物每克可以产生 16.7kJ 的能量，不仅是神经系统的主要能量来源，也是肌肉的主要能量来源，对提高人体耐力和工作效率都有非常重要的作用。

2. 构成细胞的重要成分之一

身体的每个细胞都含有碳水化合物，含量在 2% ~ 10%，主要以糖脂、糖蛋白和蛋白多糖的形式存在。

3. 节约蛋白质消耗

当摄入的碳水化合物不足时，身体就会通过一种糖异生作用获取能量，将蛋白质转化为葡萄糖以给身体供给能量。所以，当碳水化合物摄入充足时，一定程度上可以节约蛋白质的消耗。

4. 抗生酮

当摄入的碳水化合物不足时，摄入身体的脂肪会被加速分解为脂肪酸来供应能量。在这种情况下，脂肪酸不会被彻底氧化，而是会产生过多的酮体在体内蓄积，以致产生酮血症和酮尿症。因此，务必保证摄入充足的碳水化合物。

5. 解毒

碳水化合物经糖醛酸途径代谢生成的葡萄糖醛酸可以消除或减轻细菌毒素、酒精、砷等物质的毒性或生物活性，从而起到解毒作用。

 胡牧医生 小 讲 堂

减肥饮食金字塔中摄入占比 50% 的碳水化合物，包含很多种类的食物，如谷类和薯类。谷类包括大米、白面等；薯类包括土豆、红薯、芋头等。

其实蔬菜和水果也要算进碳水化合物类食物里，也就是说，谷类、薯类、蔬菜和水果共同产生的总的碳水化合物量，才是减肥饮食金字塔所说的摄入占比 50% 的碳水化合物，而不是说这 50% 全都来源于大米饭。

04 远离甜甜的蜂蜜水，避开发胖危机

主讲专家：北京协和医院临床营养科主任医师陈伟

　　蜂蜜在我们的日常生活中很常见，很多人认为多喝蜂蜜水能美容养颜，也能促进排便，甚至有些减肥的人长期早上喝一杯蜂蜜水，认为能够帮助通便、利于减肥，但很多人不知道，喝蜂蜜水其实不能帮助减肥，反倒会增肥。

★蜂蜜的好与不好★

　　很多减肥的人在减掉一些体重后，通常会出现便秘的情况。这时候，他们就会选择用蜂蜜水来帮助排便。蜂蜜水的确有润滑大肠、帮助排便的作用，但蜂蜜是一种高糖分的食物，而且这个糖是以单糖和双糖为主，在肠道里吸收非常快，供能非常快，最后转化成脂肪也很快。因此，喝蜂蜜水是不利于减肥的。

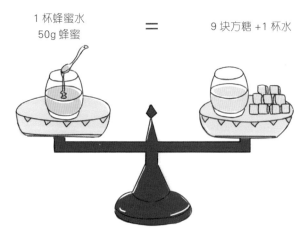

1 杯蜂蜜水
50g 蜂蜜

＝

9 块方糖 +1 杯水

　　市面上的蜂蜜品种繁多，卖家为了增加甜度，还会往里面添加一些结晶果糖，这样一来，蜂蜜的含糖量无形中又被提高了，对减肥更加不利。

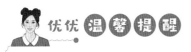

优优 温 馨 提 醒

　　晨起应该喝白开水，而不是蜂蜜水。清晨起来后，喝一杯温开水有利于清除身体内的代谢废物。蜂蜜水虽然可以润滑肠道，但含有一定的糖分，不利于减肥。

李建平医生 小 讲 堂

Q 读者

什么是单糖、双糖和结晶果糖？

A 医生 梦之队

　　单糖是不能再分解的糖类，是构成双糖和多糖的最基本单位。葡萄糖、果糖及半乳糖等均为单糖。常见的巧克力、糖果都含有较多单糖。

　　双糖分解后形成2个分子的单糖，如蔗糖（白糖、红糖、白砂糖）、麦芽糖。

　　结晶果糖是单糖的一种，是糖类中化学活性最高的糖，天然存在于蜂蜜及菊芋等菊科植物中。结晶果糖甜度高，是蔗糖甜度的1.2～1.8倍，是自然界中最甜的天然糖品。

05 远离诱人的榴梿，拒绝直接吸收的碳水

主讲专家：北京协和医院临床营养科主任医师陈伟

榴梿被称为"水果之王"，富含胡萝卜素、B 族维生素、碳水化合物、脂肪、钾等，营养价值很高。有人吃榴梿"成瘾"，有人却对它退避三舍。每 100g 榴梿中所含的脂肪为 3.3g，热量为 147kcal，需要散步 75 分钟才能消耗如此多的热量。榴梿虽然好吃，减肥期间还是应该忌口。

榴梿名称的由来传说

传说明朝时期，郑和率船队曾七下南洋。在第三次时，由于出海离家时间太久，很多船员归家心切。有一天，郑和在岸边发现一堆奇果，拿了几个回去和大家一起品尝，没想到大家都称赞不已。虽然闻起来臭，却越吃越香，品尝之际，大家渐渐把思家的念头抛到脑后了。其中有人问郑和："这种果叫什么名字？"郑和随口回答："流连。"于是后来的人们便把这种奇果叫作"榴梿"。

★榴梿营养成分含量（每100g榴梿）★

热量	147kcal	蛋白质	2.6g
碳水化合物	28.3g	脂肪	3.3g
膳食纤维	1.7g	水	64.5g

维生素

维生素 A	3μg	维生素 B_1	0.2mg
维生素 B_2	0.13mg	维生素 B_6	0.14mg
维生素 C	2.8mg	维生素 E	2.28mg
烟酸	1.19mg	叶酸	116.9μg

矿物质

钙	4mg	磷	38mg
钾	261mg	钠	2.9mg
镁	27mg	铁	0.3mg
锌	0.016mg	碘	5.6μg
硒	3.26μg	铜	0.12mg
锰	0.22mg		

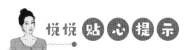

悦悦 贴心提示

　　除了减肥人士，还有哪些人群不适合吃榴梿？

　　糖尿病、肾病、高胆固醇血症、心脏病患者要慎食。因为榴梿含糖分和胆固醇较多，所以糖尿病、高胆固醇血症患者应忌食或少食；而榴梿含钾量较高，因此肾病及心脏病患者应谨慎食用。

　　榴梿性热而滞，咽喉痛、风热咳嗽、风热感冒、阴虚体质、过敏体质者均不宜多食榴梿，否则可能会导致上火，加重病症等。

　　榴梿果汁黏稠，易阻塞咽喉、气管而引起窒息，所以老年人应少吃、慢吃。

★这3种水果，减肥者请慎食★

　　不同种类的水果，含有的营养成分、热量、糖分也各不相同，食用以后对身材的改变也完全不同。其实有很多水果并不适合在减肥期间食用，经常食用后会加剧热量的堆积和脂肪的生成。以下3种高糖水果平时要慎食。

减肥期间，慎食荔枝

很多人荔枝吃多了容易上火，而除了上火，对减肥人士也是不利的。荔枝含糖量很高，减肥人士吃了容易刺激胃黏膜。荔枝的热量不高，每100g荔枝只含有70kcal的热量，但含糖量却高达16%。虽然看起来热量不高，但与含糖量仅为4%～7%的西瓜相比，却是有过之而无不及。

减肥期间，慎食芒果

生活中，很多人都喜欢吃芒果，口感清爽、甜而不腻，然而对减肥者来说，芒果并不适合他们食用。芒果吃多了可能会引起上火症状，而且芒果本身含有的糖类物质非常丰富。如果经常在减肥期间吃芒果，可能会导致体内堆积过多脂肪，影响减肥和身体健康。因此，想要合理控制好体重的人在减肥期间需要慎食芒果。

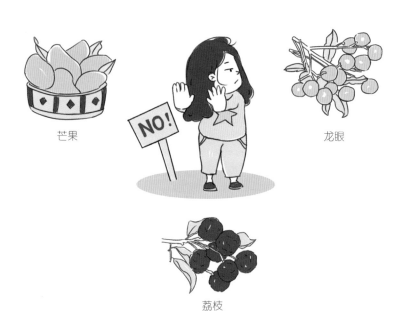

芒果　　　　　　　　　　　　　　　　龙眼

荔枝

减肥期间，慎食龙眼

100g 龙眼的碳水化合物的含量为 16.6g，热量为 71kcal，看起来虽然比米饭的热量还少，但实际上，很多人吃龙眼时会不自觉地吃掉很多，假如一不小心吃了 500g 龙眼，而 500g 龙眼的热量高达 355kcal，可抵 300g 米饭的热量。

★ 优先选择低糖水果 ★

1. 柚子

吃柚子不仅不会导致肥胖及血糖升高，而且具有降血糖的功效。柚子还具有健胃消食的作用，其富含的维生素 C 和钾元素对心脑血管有很好的保护

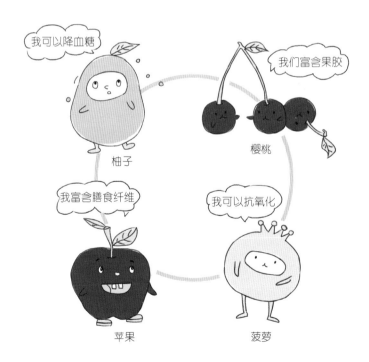

我可以降血糖

我们富含果胶

柚子

樱桃

我富含膳食纤维

我可以抗氧化

苹果

菠萝

作用。

2. 樱桃

樱桃属于低糖水果，减肥人士可以食用。樱桃含有丰富的果胶，不仅有通便作用，还有利于增加胰岛素的分泌量，从而辅助稳定血糖。因此，高血糖及糖尿病患者平时不妨吃些樱桃。

3. 苹果

苹果是我们日常生活中最常见的水果之一，也是低糖水果中的一种。由于人体对苹果中糖分的吸收缓慢而均匀，因此苹果具有很好的辅助调节血糖功效。

4. 蓝莓

蓝莓也属于低糖水果，其含有丰富的营养成分，具有防止脑神经衰老、保护视力、强心、抗癌、软化血管、增强人体免疫力等作用。每100g蓝莓含有7g碳水化合物，富含维生素C、维生素E、花青素等抗氧化成分，减肥人士可以适当多吃。

06 优质碳水吃起来，健康实现月瘦 8 斤

主讲专家：北京协和医院临床营养科主任医师陈伟

　　一提起碳水化合物，很多减肥人士都会避而远之，认为摄入碳水化合物会导致发胖，因此往往减少对碳水化合物的摄入。其实，适当摄入优质的碳水化合物并不会造成发胖，还可以帮助减肥成功。只要科学地选择碳水化合物，就可以轻松实现减肥梦。

★什么是碳水化合物★

　　碳水化合物的成分主要有碳、氢和氧 3 种元素，由于它所含的氢、氧的比例为 2：1，和水分子式 H_2O 一样，故称为碳水化合物。它是为人体供能的 3 种主要营养素中最廉价的营养素。

　　食物中的碳水化合物分为 2 类，即人体可以吸收利用的有效碳水化合物，如单糖、双糖、多糖，以及人体不能消化的无效碳水化合物，如膳食纤维。有效碳水化合物又分为 2 种，即复合碳水化合物（谷物、豆类、蔬菜中的淀粉）与简单碳水化合物（水果、奶类、加工糖中的糖）。

★"好"的碳水化合物 VS "坏"的碳水化合物★

　　对减肥人士而言，碳水化合物也有"好""坏"之分。摄入好的碳水化合物，才更有利于减肥。

"好"的碳水化合物

　　正确地选择碳水化合物才有利于健康，有利于减肥。减肥人士为了控制体重，会自主减少碳水化合物的摄入，却因此产生营养摄入不足、饥饿等困扰。主食让人肥胖这点毋庸置疑，但我们熟知的红薯、山药、玉米或者粗粮饭，

却是非常优质的碳水化合物食物。这些食物不仅营养丰富，而且人体消化比较慢，能增加饱腹感，很适合减肥人士食用。

选择"好"的碳水化合物时不要挑食，要以科学的态度对待食物；以食用食物的天然味道为第一进食原则，如用蒸红薯代替加工过的红薯干、用苹果代替苹果汁。如果要控制热量摄入，可以选择用红薯、山药等代替米饭和馒头等主食；多吃蔬菜和水果，摄取其中的膳食纤维，增加饱腹感，避免暴饮暴食。

"坏"的碳水化合物

"好"的碳水化合物对人体健康有益，并广泛存在于饮食中，但一些"坏"的碳水化合物会使人变胖。如果摄入了"坏"的碳水化合物，会使血糖快速上升，导致胰岛素大量分泌，时间一长，胰岛素的分泌就会"失灵"，进而使身体储存过多脂肪。

哪些食物含有"坏"的碳水化合物？精制、加工、膳食纤维含量少的碳水化合物都是"坏"的，比如白面包、烘焙糕点、饼干、披萨饼皮，以及前面提及的榴梿、芒果、荔枝等。说这些食物"坏"，其实并不是说它们完全没有营养，只是它们会导致人体发胖，也会增加患相关疾病的风险。为了身材和健康的管理，应该少吃或不吃。

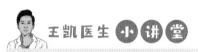

王凯医生小讲堂

中国营养学会推荐，对减肥人士而言，每日的主食摄入中，纯粮食占 75 ~ 150g、薯类占 75 ~ 150g，基本上每日保证这个主食量就够了。同时，蔬菜 500g、水果 200g，这样的蔬果摄入量就能满足人体一天营养需求了。

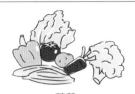

蔬菜
500g

满足一天的
营养需求

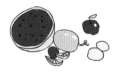

水果
200g

纯粮食
75 ~ 150g

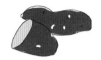

薯类
75 ~ 150g

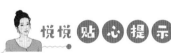

悦悦 贴 心 提 示

　　月瘦 8 斤（4kg）的减肥法总热量摄入原则：男性每日摄入 1500kcal，女性每日摄入 1200kcal。

★月瘦8斤不反弹的减肥食谱★

早餐	一个窝头，一个水煮鸡蛋，一盘炒蔬菜，一杯豆浆（250ml）
午餐	一碗杂米饭，一块手掌大小的白肉 / 瘦肉（炒菜），一盘炒蔬菜
加餐	一个拳头大小的水果
晚餐	一碗杂米饭，一个紫薯，一盘炒蔬菜

大家在制作减脂餐时，可以灵活运用以下食材，摄取优质的碳水化合物，轻松减肥。

1. 发芽糙米

糙米为全谷类食物，营养丰富，含有大量膳食纤维，可改善便秘，帮助稳定血糖，但糙米不易消化，容易引起腹胀。发芽糙米是将糙米放入合适的温度和湿度环境中进行发芽，以使糙米的营养得到激发与提升，而且糙米在发芽的过程中会生成新的营养物质，食用时口感更柔软、更易消化。发芽糙米还可以促进新陈代谢，利于减肥与健康。

2. 燕麦

燕麦的蛋白质含量高，其中的水溶性膳食纤维尤其丰富。这些高含量的膳食纤维，可以相对长时间地保持人体饱腹感，不容易造成进食过量；而且高膳食纤维能阻止人体对食物中油脂和胆固醇的吸收，帮助其排出体外，减少发胖。

3. 荞麦

荞麦的 B 族维生素含量特别丰富，其钙、磷等矿物质含量也很丰富；所含有的亚油酸是不饱和脂肪酸，有利于身体健康。平时可以泡点荞麦茶饮用，也可以将其制成荞麦面帮助消化。

4. 玉米

玉米是食用起来口感很好的主食，深得人们的喜爱。其含有大量的粗纤维，比精米、精面高出 4 ~ 10 倍，可以很好地保持人体饱腹感，减少对其他食物的摄入。

5. 魔芋

魔芋中含量丰富的葡甘露聚糖，具有强大的膨胀力，饱腹感很强，加上所含热量低，富含膳食纤维，可以帮助肠道中的废物快速排出，是减肥人群理想的主食之一。

07 利于减肥的全麦面包这样选

主讲专家：北京协和医院临床营养科主任医师陈伟

　　很多减肥人士早餐会吃点全麦面包、喝点牛奶，认为补充了膳食纤维和蛋白质，很健康，也很利于减肥。其实，这种吃法是不利于减肥的。

　　事实上，市面上的很多全麦面包是用全麦面粉做的，属于粗粮细做，出粉率很高。一些商家为了让这种面包口感更好，往里面添加白糖、黄油，才能做出看着比较容易下咽的、口感较好的全麦面包。因此，市售的全麦面包大多不是天然的高纤维全麦面包。

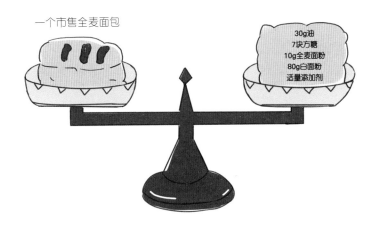

一个市售全麦面包

30g油
7块方糖
10g全麦面粉
80g白面粉
适量添加剂

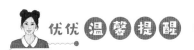

优优温馨提醒

　　市面上的大部分全麦面包都添加了白糖和黄油，属于精制碳水化合物，其中的糖分更容易被人体吸收，不利于减肥。

第一，看配料表第一位的是否为全麦面粉，且全麦面粉占比达到 50%，这是测定高质全麦面包的第一个标准。在国际上，全麦面粉的含量占比达到 50% 以上的全麦面包才能叫做优质的全麦面包。

第二，小麦面粉的含量一定不要超过 40%，甚至不要使用小麦面粉。

第三，食品添加剂的种类越少越好，最好只有全麦面粉、水。各种糖类的使用一定要少。

第四，全麦面包表面有黑色小颗粒，气孔较多。另外，优质全麦面包的口感相对差一些，外观较粗糙。

第五，不要单纯看面包的颜色，这是一定要注意的。因为非全麦面包中有很多食品添加剂也可以使面包变成较深或黑色。真正的全麦面包的颜色是类似于深褐色或深灰色的（看面粉本身属于哪种）。

★在家自制健康全麦面包★

食材：全麦面粉、酵母、温水、盐、橄榄油各适量。

做法：

①酵母用温水化开。

②加入全麦面粉搅拌成面团。

③发酵 2 小时后揉成面团。

④把大面团分成大小相等的小面团（不需要长时间揉面，因为不可能揉出光面）。

⑤面包顶上刷点橄榄油。

⑥将烤箱温度调到 230℃，烤 20 分钟即可。

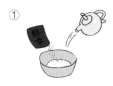

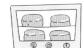

 林国乐医生 小 讲 堂

Q

读者

吃全麦面包真的利于减肥吗？还有其他作用吗？

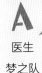

A

医生
梦之队

　　全麦面包富含膳食纤维，热量低，可以促进胃肠蠕动，预防便秘，的确有一定通便排毒、减肥瘦身的作用。

　　吃全麦面包更容易有饱腹感。

　　全麦面包含有大量的膳食纤维，能够吸收体内多余的脂肪与胆固醇。

　　全麦面包含有蛋白质。

　　全麦面包能保持血糖水平稳定，防止胰岛素水平过高或过低。

　　全麦面包还含有钙、磷、钾、镁等多种矿物质。

　　对健身人群来说，全麦面包富含膳食纤维，饱腹感强，可以帮助减肥与塑形。

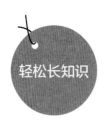

减重专家力荐的燃脂饭

燃脂饭是指升糖速度慢的米饭，这类米饭在胃内停留时间较长，吸收比较慢，有利于减少脂肪生成与堆积，帮助减肥。

杂粮饭的制作

食材

杂粮米（糙米、黑米、小米、黑豆）300g，香菇、豆角、胡萝卜、菠菜、油菜各适量，生抽、蚝油各1勺，食用油少许。

做法

①将杂粮米倒入盆中，加入清水淘洗一遍，之后按照1∶1的比例加入清水，放入电饭锅中。

②将豆角、香菇、菠菜、胡萝卜、油菜洗净后切成小丁，放入电饭锅中。

③电饭锅中加入1勺生抽、1勺蚝油及少许食用油，调拌均匀，盖上电饭锅。用煮饭模式煮熟米饭，米饭煮熟后自然放凉。这道美味且不发胖的杂粮饭就做好了。

蒸完米饭，先打开电饭锅盖，放置3～5分钟，让热气散失一些。用铲子把米饭迅速搅匀，让米饭充分接触空气，冷却得更快一些。

注意

放冰箱里冷却不可取，要自然冷却，直到米饭不烫手为止。刚出锅时，不要用嘴去尝，以免烫伤。

大医生提示

制作燃脂饭时，大米中可以加入其他粗粮，如燕麦、黑小麦、荞麦、红豆、绿豆等，比例为1∶1，大米和粗粮各占1份。

Chapter 3

技巧式减肥，
注重日常细节闪电瘦

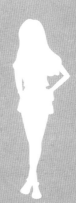

01 | 1 分钟自制牛油果饱腹美食

主讲专家：北京协和医院临床营养科主任医师陈伟

中韩超模大赛季军、明星私人教练李霄雪

不知从何时起，牛油果成为减肥人士经常食用的热门食物。牛油果属于热带水果，味道独特，对保持健康和减肥都有很好的作用，深受大家喜爱。那么，牛油果真的有减肥作用吗？

★促进脂肪燃烧，降胆固醇★

牛油果果肉中以不饱和脂肪酸为主，进食以后，胃的排空速度减慢，容

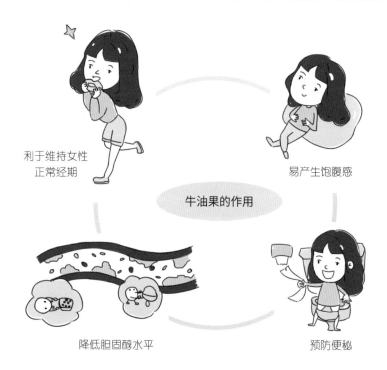

利于维持女性
正常经期

易产生饱腹感

牛油果的作用

降低胆固醇水平

预防便秘

易产生饱腹感。牛油果还含有丰富的消化酶，可以促进消化。牛油果的膳食纤维含量很高，能帮助消除体内多余的胆固醇，而且其中的非水溶性膳食纤维能帮助保持消化系统功能正常，预防便秘。

　　研究显示，牛油果的单一不饱和脂肪酸含量很高，代谢比较快，还可以辅助降低血液中胆固醇的水平，从而预防心脑血管疾病。

★利于维持女性正常经期★

　　女性分泌的雌激素、孕激素都来源于甾醇类物质，也就是固醇，而牛油果中富含优质的脂肪，有助于促进体内固醇类激素的产生及分泌，维持女性正常经期，预防月经不调、闭经及内分泌紊乱等。

★吃多少为宜★

　　牛油果虽然可以帮助减肥，但也得注意适量食用，因为其所含热量超过多数绿色蔬果。以最常见的哈斯牛油果为例，每个含大约 300kcal 热量。专家建议，每日吃 1 ~ 2 个牛油果为宜，不宜过量。

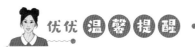

优优温馨提醒

　　哪种牛油果的营养价值最高？充分成熟而又没有过度成熟的牛油果，营养价值最高。过度成熟、颜色发黑的牛油果已经发生酸败，含有细菌。

顶端的柄和皮之间有缝隙，或者顶端周围变黑、变软的牛油果不要购买。颜色呈黑色或黑绿色的牛油果说明过熟，不能选购。新鲜的牛油果有柄，外皮坚韧粗糙，颜色为浓郁的绿色。

如果按起来很硬，一点都捏不动，说明还未成熟，可以购买，但需要放置几天再吃。如果按起来很软，可能里面的果肉已经发黑或者熟烂，不要购买。

如果按起来软硬适中，那是最适合食用的状态。用刀切开，里面是嫩嫩的黄绿色的果肉，颜色很清淡，没有黑斑，则为最佳食用状态的牛油果。

★ 牛油果减肥食谱推荐 ★

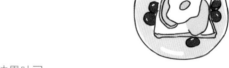

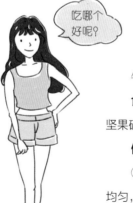

吃哪个好呢？

牛油果吐司

食材：牛油果 1 个，黄油 10 克，吐司面包 3 片，坚果碎少许。

做法：

①把牛油果果肉挖出来碾成泥状，加入黄油搅拌均匀，这样牛油果酱就做好了。

②把牛油果酱均匀地涂抹在吐司面包片上，撒上坚果碎即可。

③喜欢吃鸡蛋的，可以铺上一个煎鸡蛋。

牛油果沙拉

食材： 冰草 100 克，牛油果 1 个，熟鸡蛋 2 个，虾仁若干，盐、黑胡椒粉各少许。

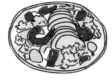

做法：

①把冰草切成几段，把牛油果果肉挖出来，把鸡蛋切成差不多和牛油果一样大小的块。

②将食材一起放入碗里，加入虾仁，撒上盐和黑胡椒粉即可。

小提示： 鸡蛋煮熟后用凉水冲一下，可以更好、更快地剥出完整的鸡蛋。

牛油果意面

食材： 牛油果 1 个，柠檬汁、罗勒叶各适量，蒜 1 瓣，橄榄油、盐、黑胡椒粉各适量，意大利面适量，玉米粒、圣女果各适量。

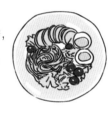

做法：

①将牛油果果肉挖出切块，与柠檬汁、罗勒叶、蒜一起放进搅拌机打成泥状。

②将意大利面煮熟，依口味加入盐、黑胡椒粉调味，加入适量橄榄油。

③将做好的牛油果泥和煮熟的意大利面拌匀，加一些玉米粒、圣女果即可。

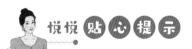

悦悦 贴心 提示

怎么切牛油果比较方便？

可以把牛油果对切，扭成两半，即可取出。如果只计划使用一半的牛油果，可以保留有核的那一半，使用去核的那一半（去核的牛油果比较快变色）。

如果需要去核的话，只要把刀深入牛油果凹槽里旋转一圈，核就容易被拔出。如果用刀很麻烦，也可以用一个勺子来挖取核，然后按纵长切牛油果，用相等的间隔90度角切成格子模式，即可把果肉大勺大勺地挖出来。

 辛敏强医生 小讲堂

Q
读者

平常看到很多女性吃牛油果护肤，真的有用吗？

A
医生
梦之队

是的。牛油果是含多种维生素、矿物质、膳食纤维、不饱和脂肪酸的水果。其中含有的不饱和脂肪酸、胡萝卜素、维生素C及维生素E等都可以增加胸部弹性和促进胸部发育，还有抗氧化、延缓衰老的作用；还可以让皮肤更加细腻、白皙、紧致，抵御紫外线的损伤。

02 用对椰子油，辅助燃烧脂肪很有效

主讲专家：北京协和医院临床营养科主任医师陈伟

中韩超模大赛季军、明星私人教练李霄雪

提到椰子，大家一下子会想到清爽可口的椰子汁。之前网络上售卖的椰子油被传得神乎其神，椰子油的减肥功效更是被很多人认可。椰子油声名远播，最早是因为维密超模的一则新闻。

当年超模米兰达可儿怀孕后增重很多，但产后迅速恢复了魔鬼身材。当记者问其原因时，她回答是因为每天坚持吃椰子油。于是，椰子油被视为"减肥神油"，减肥者无不热捧。

这一新闻被很多人误解，以为每天只吃椰子油就可以减肥，但超模并不是只吃椰子油，而是把它放进沙拉里拌着吃，等于橄榄油的作用，可以降低热量摄入。

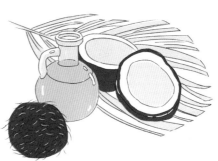

★椰子油为何被称为低热量油★

椰子油比起其他任何植物类油更能充饥。把椰子油加入食物中，会使人更快产生饱腹感，而且两餐之间都不会觉得饿，可以更持久地工作且不用补充点心。

椰子油的代谢率比其他食用油高很多，这是因为椰子油中的中链脂肪属于小分子脂肪，热量消耗更快，使转化为脂肪的热量减少。

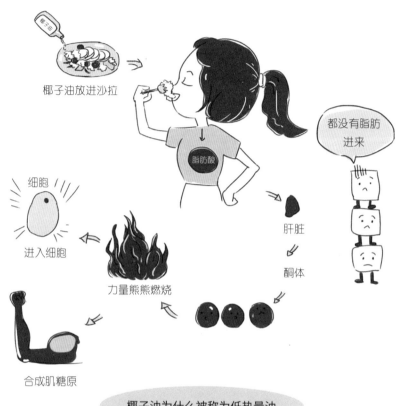

椰子油放进沙拉

脂肪酸

都没有脂肪进来

细胞

进入细胞

力量熊熊燃烧

肝脏

酮体

合成肌糖原

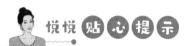

椰子油为什么被称为低热量油

悦悦 贴心提示

　　每克普通油产生的热量是9kcal，每克椰子油产生的热量是7kcal。所以，平时制作膳食时可以多选用椰子油，减少热量的摄入。

常见植物食用油热量对比

常见植物食用油	每100克热量（kcal）	脂肪（g）
色拉油	898	99.80
花生油	899	99.90
大豆油	899	99.90
香 油	899	99.90
橄榄油	899	99.90
玉米油	895	99.20

常见食用油脂肪酸含量比例

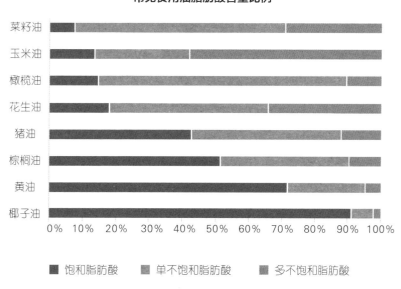

■ 饱和脂肪酸　　■ 单不饱和脂肪酸　　■ 多不饱和脂肪酸

★椰子油在日常生活中怎样食用★

第一，在炒蔬菜时，可以先不在锅中放油，而是加比油稍多一点的水，加入香辛料翻炒后，待食材熟后加 1 勺椰子油再次翻炒，盖上锅盖焖 1 ~ 2 分钟即可，可以起到同样的减肥效果。

第二，可以直接加入牛奶、粥里面，或者抹在面包上直接食用。

第三，可以加入咖啡、奶茶中，饮用 1 杯既可以饱腹，又可以美容。

第四，直接口服椰子油，例如将 1 匙椰子油倒入口中，然后服用适量温水。这里需要注意的是，一次口服的量不能过多，一般应该控制在 30 克之内。如果服用过量，不但达不到美容的效果，还会导致出现胃肠消化不良，加重胃肠负担，引起腹泻。

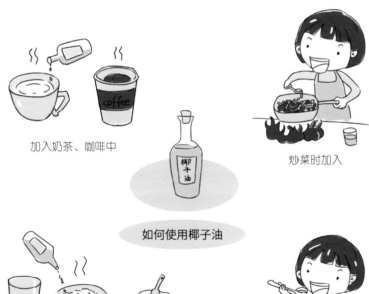

加入奶茶、咖啡中

炒菜时加入

如何使用椰子油

加入牛奶、粥中，或抹在面包上

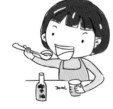

直接口服

★ 如何选购好的椰子油 ★

初榨椰子油也叫未精制椰子油，因为营养成分保留更全面，从健康角度考虑，初榨椰子油优于精制椰子油。

优良的椰子油在 25℃以上一般呈液态，即夏季时都为液态，但在 25℃以下会凝固成白雪状。如果出现黄色，说明椰子油可能已经变质。

优质的椰子油有浓郁的椰子香味，非常香甜，吃进嘴里不会过于油腻，给人一种爱不释口的感觉。

王子函医生 小 讲 堂

Q

读者

　　听说椰子油还有护肤的功效，现在市面上有售卖这类护肤产品吗？真的有用吗？

A

医生
梦之队

　　除了低热量、辅助降低胆固醇，椰子油还有护肤养颜的功效。椰子油可用于美容、养肤、抗衰老，有很强的抗氧化能力，能帮助人体防止自由基的产生。内服、外用皆可滋润皮肤，调节皮脂腺分泌，改善干燥肤质，消除皱纹、粉刺和头皮屑。还可用作卸妆油和护肤油，外敷可保护皮肤不受紫外线伤害。

03 超模说这样吃火锅才不发胖

主讲专家：北京协和医院临床营养科主任医师陈伟

中韩超模大赛季军、明星私人教练李霄雪

在很多吃货看来，没有什么事是一顿火锅解决不了的。饱吃一顿火锅，仿佛万千烦恼都会抛诸九霄云外。

说实话，一顿火锅即使只吃肉片、豆腐、腐竹等食材，热量就能达到800 kcal，加上各类速冻丸子，热量摄入一下子就会突破1000 kcal。如果加上红油锅底、芝麻酱、花生酱等，再加上2杯可口饮料，一顿火锅吃下来，摄入的热量至少有1700 kcal。1700 kcal约等于10碗米饭的热量啊！

看到这里，你也许会说，难道减肥人士就不能吃火锅了？非也。不是说减肥时完全不能吃火锅了，凡事都讲究方法。懂得方法，火锅吃起来就不会让人发胖了。

★超模吃火锅的"瘦瘦"技巧★

很多超模在注重保养身材的同时，也可以放心地吃上一顿火锅。她们推荐了一些吃火锅方法，下面来看一下。

底料选择：超模一般选择清汤锅底

像超模何穗吃火锅时也只选清汤火锅，不会蘸任何酱料，这样可以减少一部分热量的摄入。当然，也可以选择菌菇底料或三鲜底料，比较清淡。

★菌菇类减肥火锅底料推荐★

菌菇类食物有很多，如平菇、草菇、金针菇、平菇、黑木耳等，它们的热量都很低，每 100 克仅含 10～30 kcal。整体来说，这些不同种类的菌菇类食物，都含有丰富的矿物质、膳食纤维、维生素等营养成分，而且拥有一项临床医生都最爱的健康成分——抗癌因子"多糖体"。

痛风患者不宜食用这类食材，因嘌呤含量不低，其他人可以放心食用。当然，对于想要减肥的人士而言，菌菇类食物是非常适合的，可以增加饱腹感，促进排便，减少热量摄入。

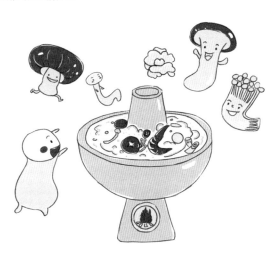

特殊菌菇——灰树花

灰树花也是菌类的一种，富含的葡聚糖是一种益生元。它非常有利于人体肠道益生菌的生长，并且能够减少人体对脂肪的吸收和利用。如果拿它作为火锅底料或者涮着吃，可以补充优质的膳食纤维，起到排便、消脂、健肠的作用。

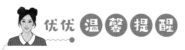

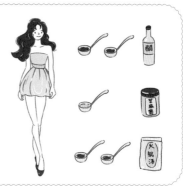

在蘸料选择方面，其实很多超模放得最多的是 2 勺醋、1 小勺芝麻酱和 2 勺火锅汤。喜欢吃辣的话，放一点点辣椒粉也是可以的。吃火锅时，建议用少量蘸料，加水稀释以减少脂肪的摄入。

火锅蘸料热量排行

分类	每 100 克热量（kcal）
蒜泥香油酱	898
沙茶酱	751
芝麻酱	630
花生酱	600
海鲜酱	221

一餐需要调料的克重及热量表

分类	调料克重（g）	热量（kcal）
橄榄油	5	44.2
精盐	3	0
黑胡椒粉	5	18.05
花椒	5	15.8
生抽	20	7

（续上表）

分类	调料克重（g）	热量（kcal）
蚝油	20	10.6
孜然粉	5	18.35
料酒	20	12.6
花生酱	15	90
沙拉酱	15	71.25
枫糖浆	10	37.6
蒜粉	5	6.4
辣椒粉	5	14.5
百里香	5	0
迷迭香	5	0
罗勒	5	1.3

★低脂、低热量蘸料这样搭配★

其实，也可以这样搭配蘸料，同样低脂、低热量，且口味好。

芝麻酱 + 腐乳汁 + 辣椒油 + 香菜 + 芝麻粒。这份蘸料配方的优点在于，既有芝麻的香味，又适合爱吃辣的人食用，热量也不高。

1 勺酱油 + 半勺香油 +2 勺醋 + 蒜末 + 葱花 + 辣椒面。这份蘸料配方的优点在于食材的热量比较低。

辣椒面 + 花椒粉 + 白芝麻 + 碎花生，这份蘸料配方的优点是既有辣味，又有芝麻香味和花生香味，适合爱吃辣的人食用。

辣椒面 + 孜然粉 + 花椒粉 + 香菜 + 葱末，各项酌情适量添加。这份蘸料配方以干料为主，不喜欢吃酱汁料的人可以试着品尝一下。

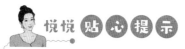
悦悦 贴心提示

　　超模推荐的火锅进食顺序：先吃菜，再吃肉，再吃菜，把主食放到最后吃。每一顿只吃六七分饱。稍微有一点饱腹感后，就放下筷子。

　　专家推荐的火锅进食顺序：先吃一点肉，再吃菜和主食，最后吃一点肉。

★减肥火锅可以选择的食物★

　　低热量蔬菜：蘑菇、冬瓜、白菜、娃娃菜、花菜、海带、豆角、青椒、胡萝卜等。

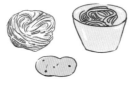

低热量主食类

低热量肉类

减肥火锅可以选择的食物

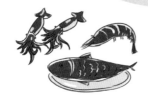

低热量海鲜类

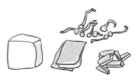

低热量豆制品类

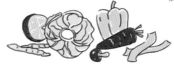

低热量蔬菜

低热量肉类：牛肉卷、瘦羊肉卷、毛肚等。

低热量海鲜类：虾、深海鱼、鱿鱼。

低热量豆制品类：豆芽、豆腐、豆皮、豆干等。

低热量主食类：土豆粉、土豆片、粉条等。

丸子类属于精加工食品，热量很高，不适合减肥人士食用。

 王凯医生 小讲堂

Q
读者

菌菇类食物都利于减肥吗？

A
医生
梦之队

　　并不是。经过加工的多油、多调味料的菌菇类食物不适宜在减肥期间食用。虽然菌菇类食物的热量很低，但如果经过油炸、糖醋等方式烹饪的，热量就会变得很高，尤其是制作成零食的蘑菇干，多用油炸、膨化等加工方法制成，不仅热量高，而且口感干脆，很容易让人在不知不觉中多吃了。因此，减肥期间要避免食用这种蘑菇干。

04 避开日常饮料中的隐形糖

主讲专家：北京协和医院临床营养科主任医师陈伟

　　　　　　中韩超模大赛季军、明星私人教练李霄雪

　　现在市面上的饮料品种越来越多，隐藏在身边的高糖饮料时刻影响着我们的身体健康。有些饮料广告宣传语中标注"0 蔗糖"，宣称饮料中的甜味主要来源于结晶果糖和乳糖。专家提示，虽然成分中没有蔗糖，但含有其他代糖品，代糖品同样含有一定热量，喝多了照样发胖。

★糖的分类及食物来源★

　　按营养学中的糖分子数量来分，糖可分为单糖、双糖、多糖。

1. 单糖

　　单糖是不能水解的最基本的糖分子。单糖易溶于水，可不经消化就被人体直接吸收利用。常见的单糖有葡萄糖、果糖和半乳糖 3 种。

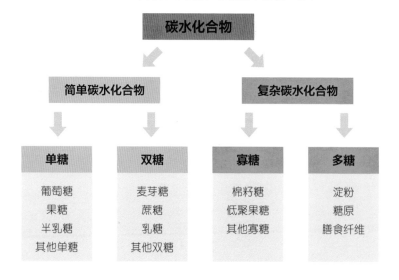

2. 双糖

双糖也叫二糖，属于低聚糖，是由 2 分子单糖脱水缩合而成的化合物。双糖味甜，多为结晶体，易溶于水，人体不能直接吸收，水解为单糖后方能被人体吸收利用。常见的双糖有蔗糖、麦芽糖和乳糖 3 种。

3. 多糖

多糖由多个单糖分子脱水缩合而成。多糖无甜味，但经过消化酶的作用可分解为单糖。多糖中的淀粉、糖原、膳食纤维在人体营养膳食中有着重要的作用。

★饮料中的糖类★

饮料中最常使用的糖是单糖，而单糖是最小的糖分子，可以直接被人体

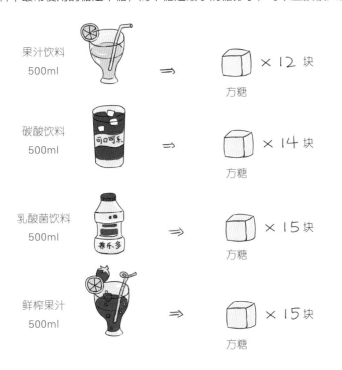

果汁饮料 500ml	⇒	× 12 块 方糖
碳酸饮料 500ml	⇒	× 14 块 方糖
乳酸菌饮料 500ml	⇒	× 15 块 方糖
鲜榨果汁 500ml	⇒	× 15 块 方糖

吸收利用。在食物配料表中看到"糖"字的基本是添加糖,如白砂糖、结晶果糖、果葡糖浆、玉米糖浆、麦芽糖浆之类,而且是排位越靠前,含量越高。

饮料中的隐形糖类有麦芽糊精、乙基麦芽酚、龙舌兰糖浆、甘蔗汁、浓缩果汁及蜂蜜等。

饮料中还有代糖,代糖是甜度很高但几乎没有热量的甜味剂,摄入过量也不利于人体健康。常见的代糖类有阿斯巴甜、赤藓糖醇、山梨醇、木糖醇、甜菊糖、蔗糖素、糖精、甜蜜素、糖醇液、三氯蔗糖、安赛蜜等。

相关搜索:我国人均每年食糖量

人均一年吃掉的糖	每人每天的糖摄入量
约 19600g	约 53.7g

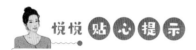

悦悦 贴 心 提 示

平时该如何避免隐形糖的摄入?

尽量不喝饮料,包括各种碳酸饮料、茶饮料、乳酸菌饮料、果汁饮料、红糖水、蜂蜜水等。

即使是自己榨取的纯果汁也要少喝(缺少膳食纤维,以果糖为主),直接吃水果最好。

烹调或饮食中尽量不加糖,比如制作五谷豆浆时不加糖、喝咖啡时不加糖等。

★碳酸饮料对人体健康的影响★

很多人喜欢饮用碳酸饮料，即使碳酸饮料喝起来好像不甜，但其实含有的糖类物质十分丰富，包括一些隐形糖。如果隐形的糖类物质摄入过多，会使血糖升高，增加身体肥胖的风险。

在很多碳酸饮料中还含有各种甜味剂。甜味剂摄入过多也会对身体健康造成危害。在保持血糖稳定，维持身体健康的过程中应该懂得合理饮食，通过减少碳酸饮料的饮用来保持身体健康。

★果汁饮料对人体健康的影响★

很多人认为用新鲜水果榨取的果汁含有人体需要的多种维生素、矿物质，饮用之后可以保持身体健康，但是部分水果榨取的果汁含有的糖类物质十分丰富，且以单糖为主，人体吸收快，经常大量喝这些果汁饮品，会增加患高

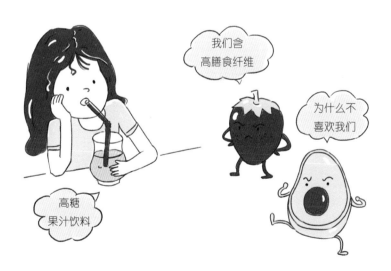

血糖、肥胖的风险。

有些人本身胰岛功能就降低了，胰岛素分泌不足，血糖处于波动状态。如果忽视隐形糖摄入带来的危害，通过大量喝果汁饮料来获取里面的营养，糖类物质的摄入也会大大增加，则会影响血糖水平的平稳，增加胰岛负担，危害身体健康。

 林国乐医生 小讲堂

Q
读者

水果榨汁后就没有营养了吗？什么人不适合喝呢？

A
医生
梦之队

水果榨汁后，其中糖的确变得更容易吸收了，但这未必是一件好事。果汁是液体，排空速度快，吸收快，血糖上升速度也提高很多。因此，对需要控制血糖的人，尤其是肥胖者来说，不利影响更大。

如果说果汁更利于消化、吸收，是因为滤掉了其中的膳食纤维，所以对于本身膳食纤维就摄入不足的我们来说更不是好事了。我们吃蔬菜、水果的营养意义之一，就是摄取其中丰富的膳食纤维。丢掉了果渣的果汁，相当于一杯加了维生素的糖水而已，会浪费很多营养成分，不建议把水果榨汁饮用。

另外，患有溃疡病、急慢性胃肠炎、肾功能不全的人也不适合喝果汁，容易刺激胃肠黏膜，或摄入过高的钾元素增加肾脏负担。

05 土豆做法不同，升糖效果大不同

主讲专家：北京大学人民医院内分泌科主任纪立农

在日常生活中，很多减肥人士认为只要不吃甜的食物，就能很大程度上控制好体重。实际上，很多吃起来不甜，且名字也与甜没什么关联的食物却是经常被我们忽视的"储糖大户"。相关实验证实，除了糖果、甜点、水果等吃起来很甜的食物，譬如生活中常见的土豆，它不同的做法对应的升糖指数也会不一样。

★土豆泥不利于减重★

因为土豆泥是泥状，可以很快进入人体胃肠道，被吸收转化为葡萄糖，所以土豆泥的升糖指数很高。另外，它在体内快速刺激胰岛素的分泌，增加饥饿感，增加脂肪储存，因此是最不利于减重的。

★土豆不同做法对应的升糖指数（GI）★

蒸土豆经过充分咀嚼之后，进入胃肠道里，人体需要一定时间去消化，

蒸土豆
GI=65

土豆泥
GI=73

土豆不同做法对血糖的影响

这样身体吸收的速度相对变得慢一些，刺激分泌的胰岛素少，饥饿感少，在一定程度上有利于减肥。

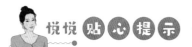

食用土豆前要注意防止中毒。如果土豆表面发青、发芽，吃起来味道发苦、发麻等，说明产生了大量龙葵素，其含量约是正常土豆的50倍，这个量值很容易导致食物中毒，应尽快扔掉。

★土豆减肥常见两大误区★

1. 烹调方法不正确

如果烹调土豆的方法不正确，不但不能减肥，还会使体重增加，比如炸薯条。一旦经过油炸，土豆所含的热量远远超出土豆本身的热量。一个中等大小的蒸、煮或烤土豆的热量大约是 90kcal，而用同样大小的土豆炸成薯条后所含的热量就能高达 200kcal 以上。

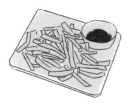

一盘炸薯条热量为 200kcal

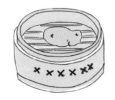

一个蒸土豆热量为 90kcal

2. 长期以土豆作为唯一食物

土豆比精米、白面的矿物质含量高，而且含有一定量的膳食纤维，而精米和白面里的膳食纤维很少，所以在主食摄入上，适当地用土豆替代部分精米、白面是可以的。可是，长期以土豆作为主要食物的做法是不可取的，因为这样会使摄入的食物过于单一，难以保证身体所需的均衡营养。

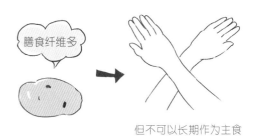

膳食纤维多

但不可以长期作为主食

★ 土豆减肥食谱大推送 ★

西红柿土豆

食材： 西红柿 1 个，土豆 1 个，青椒半个，黑木耳 3 朵，葱 1 段，盐适量，白醋半小匙，鸡精适量，橄榄油 1 小匙。

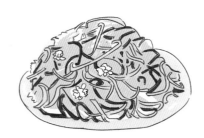

做法：

①将黑木耳用水泡发择洗干净，青椒洗净，西红柿和土豆去皮备用。

②将土豆切成丝。

③将切好的土豆丝用清水冲洗几遍，将葱、黑木耳和青椒切丝，西红柿切小块备用。

④将橄榄油倒入锅中，待六七成热时，放入葱丝、西红柿块翻炒，待西红柿成糊状时放入土豆丝，调大火翻炒，放入白醋和鸡精翻炒 2 ～ 3 分钟，再倒入黑木耳丝和青椒丝炒熟即可。

鸡肉土豆火腿沙拉三明治

食材：面包片 2 片，鸡蛋 1 个，火腿半根，胡萝卜半根，黄瓜半根，土豆 1 个，鸡胸肉 50 克，生菜 1 片，沙拉酱、盐、胡椒粉各适量。

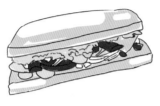

做法：

①将土豆、胡萝卜洗净去皮，切成大块，上锅蒸熟后切成小丁。

②鸡胸肉洗净后不加任何调料放入锅中加水煮，煮熟后捞出，沥去水分后切丁。

③将鸡蛋放入锅中煮熟，取蛋白部分切丁；火腿、黄瓜切丁备用。

④将所有切丁的材料放在一起混合，放入沙拉酱、盐、胡椒粉拌匀成鸡肉土豆火腿沙拉。

⑤将面包片切去四边，放入鸡肉土豆火腿沙拉、生菜叶；面包片上涂抹沙拉酱即可。

 金铂医生 小 讲 堂

Q 读者

吃土豆后要减少其他主食的摄入，对吗？

A 医生梦之队

对的。土豆需要相应减少其他主食类食物（米饭、馒头、面条等）的摄入，《中国居民膳食指南》推荐每日要吃 50 ~ 100g 的薯类作为主食。

如果吃了 1 个中型大小的蒸土豆（约 75g），就要减少 50g 熟米饭（生大米 25g），这样才能做到控制总热量摄入，平稳餐后血糖。

06 选对低糖水果，来一场清爽下午茶

主讲专家：北京大学人民医院内分泌科主任纪立农

很多人在减肥期间都会用水果代替主食，或者在上午、下午加餐时以水果为主，但并不是所有水果都可以帮助减肥的。下面介绍一下有哪些低糖水果可供选择。

低糖水果是指含糖量比较低的水果，一般来说，每 100g 水果中含糖量少于 10g 的水果属于低糖水果，但没有绝对不含糖的水果。

水果含糖量排名

含糖量在 4%～7%的水果：西瓜、草莓、白兰瓜等。

含糖量在 8%～13%的水果：梨、柠檬、樱桃、哈密瓜、葡萄、桃子、菠萝、苹果、杏、无花果、橙子、荔枝等。

含糖量在 14%以上的水果：柿子、桂圆、香蕉等。

★不同水果的甜度从高到低排序★

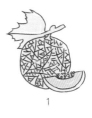

1

哈密瓜

甜度 19.7

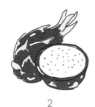

2

火龙果

甜度 14.0

3

苹果

甜度 12.3

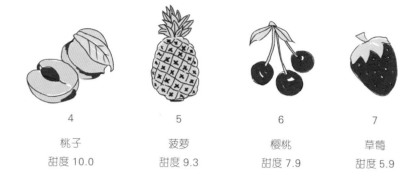

4	5	6	7
桃子	菠萝	樱桃	草莓
甜度 10.0	甜度 9.3	甜度 7.9	甜度 5.9

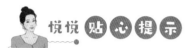

悦悦 贴心提示

　　吃低糖水果时，糖分高的水果可以少吃一点，比如哈密瓜吃 100g 就可以了；糖分低的水果可以适当多吃一点，比如草莓可以吃 200g。

★如何判断水果的含糖量★

　　一般来说，较甜的水果含糖量较高，不怎么甜的水果含糖量较低，但也不是绝对的。比如西瓜吃起来很甜，但其含糖量仅为 4.2%；猕猴桃吃起来较酸，但含糖量为 10%。因此，对减肥人士而言，较甜的水果不等于不能吃，不怎么甜的水果也不能一次性吃太多，要注意先判断具体含糖量。

★减肥水果什么时候吃合适★

　　研究表明，餐前 20 ~ 40 分钟吃一些低糖水果或饮用 1 ~ 2 杯现榨果汁，对肥胖的产生有一定限制作用。

水果不建议和熟食（煮过的、烘焙过的）一起吃。熟食大多数含有一定量的淀粉，当与水果一同进食时，水果中的果汁会在胃部与淀粉接触，开始发酵，产生酸。长期这样吃，会影响胃内酸碱环境，引发消化道炎症。

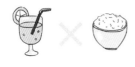

餐前进食水果可明显减少人体对脂肪类食物的需求，间接阻止过多脂肪在体内滞留囤积。

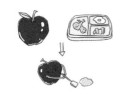

有些水果如柿子、山楂、菠萝等不能空腹吃，易刺激胃肠黏膜。

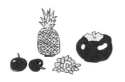

餐前食用水果时，最好选择酸性不太强、涩味不太浓的，如草莓、樱桃、西瓜等。

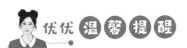
优优温馨提醒

　　常见的中糖水果是指每 100g 水果中含糖量为 11 ~ 20g 的水果，如香蕉、火龙果、石榴、橘子、苹果、猕猴桃、荔枝、芒果、柿子等。每天可食用 100 ~ 200g。
　　常见的高糖水果是指每 100g 水果中含糖量高于 20g 的水果，包括鲜枣、山楂。每天可食用 50 ~ 100g。

1. 什么水果都可以用于减肥

很多人认为，无论吃什么水果都可以达到减肥的效果，其实这是不正确的。水果都含有一定的热量。像榴梿的热量非常高，每 100g 所含热量高达 150kcal，这类高热量水果不适合在减肥期间食用。

2. 饭后吃水果可以帮助消化

餐后立即吃水果，食物中的淀粉、蛋白质及脂肪还没来得及消化，就有水果进入胃部，会增加消化负担，长时间下去容易引起胃肠胀气及其他胃部疾病。

3. 空腹吃水果的减肥效果好

消化功能较弱或者胃酸分泌较多的人都不适合吃水果。因为这会让本来存在异常情况的胃部雪上加霜，要么加重消化负担，要么刺激胃黏膜。像山楂、柠檬等含有机酸丰富的水果更不能吃。

 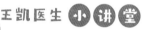

Q 读者

减肥人士吃水果以多少为宜？

A 医生 梦之队

对减肥人士来说，建议每次吃半个（100g 左右）或 1 个（200g 左右），并算入每日摄入的总热量中。如果吃多了，就要减少主食的摄入量。比如吃了 500g 西瓜，就要减少 25g 主食摄入；吃了 200g 苹果、梨等，应减少 25g 主食摄入。

07 巧用茶多酚，促进代谢，辅助减肥

主讲专家：北京医院内分泌科主任医师郭立新

饮茶在我国已有上千年历史，是我国一种传统的习俗。茶叶中含有多种维生素和矿物质，对增强体质有很大益处。有些人认为茶叶中所含的茶多酚具有减肥功效，这是真的吗？看一看下文就知道了。

★了解茶的种类★

我国有着上千年历史的茶文化，茶的种类非常多。人们把这众多茶叶的种类按发酵程度分为六大类，即绿茶、白茶、黄茶、乌龙茶、红茶和黑茶。因发酵程度不同，有着不一样的滋味。

1. 绿茶

绿茶不进行发酵，一般主要通过炒、烘、晒、蒸来制作茶叶。其中有龙井等炒青绿茶、黄山毛峰等烘青绿茶、川青等晒青绿茶、玉露等蒸青绿茶四大类。为人熟知的绿茶品种包括洞庭碧螺春、西湖龙井、信阳毛尖、太平猴魁等。

2. 白茶

一般在其干茶叶上可以看见白色的绒毛，因此被称为白茶。白茶的发酵程度低于10%，冲泡后形成清淡鲜淳的茶汤，常见的有白毫银针、白牡丹、贡眉、寿眉等。

3. 黄茶

黄茶冲泡时会冲泡出黄汤，它主要通过闷黄制成，发酵程度一般在10%～20%。品种主要有君山银针、雅安黄茶、广东大叶青等。

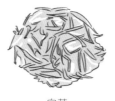

白茶
发酵程度 0% ~ 10%

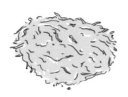

绿茶
发酵程度 0%

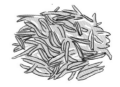

黄茶
发酵程度 10% ~ 20%

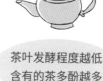

茶叶发酵程度越低
含有的茶多酚越多

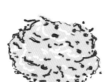

黑茶
发酵程度 100%

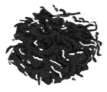

红茶
发酵程度 80% ~ 90%

乌龙茶
发酵程度 30% ~ 60%

4. 乌龙茶

乌龙茶的发酵程度一般在 30% ~ 60%，也叫青茶，叶片中间绿、边缘红，冲泡后味道鲜浓甜淳。为人熟知的品种主要有大红袍、铁观音、凤凰水仙、冻顶乌龙等。

5. 红茶

红茶的发酵程度一般在 80% ~ 90%，主要通过发酵形成红茶色素，从而使其冲泡后出现红色的茶汤。品种主要有正山小种、祁门工夫、滇红工夫等。

6. 黑茶

黑茶的发酵程度为 100%，发酵后叶色呈黑褐色或者油黑色，故被称为黑茶。黑茶主要有湖南黑茶、湖北老青茶、四川边茶、滇桂黑茶、陕西黑茶五大类。

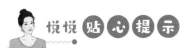

悦悦 贴 心 提 示

茶叶发酵程度越低，含有的茶多酚越多。绿茶未经发酵，所以含有的茶多酚量最多。

★茶多酚到底是什么★

茶多酚是茶叶里一个非常重要的物质，对我们的身体代谢可以产生很明显的作用。

研究发现，茶多酚本身可以激活 PPAR 受体，即过氧化物酶增殖体受体（激活）抗体。

这种抗体被激活以后，可以调节我们体内很多物质的代谢，比如可以调节血糖、血脂，也有改善脂肪代谢的作用，还具有一定的抗动脉硬化、防癌抗癌的作用。

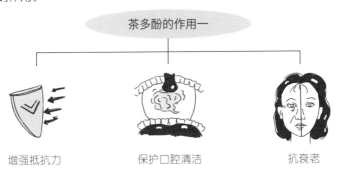

茶多酚的作用一

增强抵抗力　　　　保护口腔清洁　　　　抗衰老

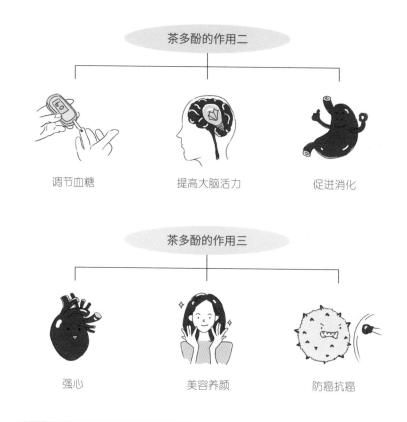

茶多酚的作用二

调节血糖　　　提高大脑活力　　　促进消化

茶多酚的作用三

强心　　　美容养颜　　　防癌抗癌

● 为什么茶多酚可以用于减肥

首先，茶多酚可以调节血液中的甘油三酯与胆固醇，且调节效果明显，同时能排出身体长期积存的脂肪，利于降低血脂。

其次，茶多酚调节肠胃的效果很明显，能帮助提高消化系统功能，增强人体的消化和排泄能力。在帮助缓解便秘的同时，还能促进肠道中积聚的废物排出，利于排毒瘦身。

再次，茶多酚还能促进人体新陈代谢，加快血液循环。基于这两点，对于缓解因代谢效率低下和血液循环不畅导致的肥胖，茶多酚的改善效果颇为显著，且没有任何副作用。

★不是所有茶都适合煮★

绿茶、黄茶是不能煮的，只能冲泡，因为喝的就是它们的新鲜状态。对于绿茶和黄茶，如果冲泡时水温太高、冲泡时间过长，茶的味道会大打折扣。

老白茶、老岩茶及黑茶中的熟普洱、六堡茶、老茶头都适合煮着喝，更有利于激发茶中内质，充分挥发茶香，别有一番滋味。虽然红茶也能煮，但很多人还是习惯冲泡着饮用。

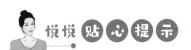

悦悦 贴 心 提 示

很多女孩会用左旋肉碱茶多酚片减肥，真的有用吗？其实，我们并不推荐通过服用左旋肉碱茶多酚片来减肥。目前已经批准上市或者在国内已经批准的减肥药物都有明确的适应人群，虽然有疗效，但也存在一定副作用，有一定的禁忌证。

适合使用左旋肉碱茶多酚片来减肥的人群是哪些呢？如果 BMI 大于等于 30；或者 BMI 在 27 ~ 29.9，却有与体重相关的并发疾病，如糖尿病、高血压、高脂血症或睡眠呼吸暂停综合征等，且在采用了单纯的全面生活方式干预以后没有达到减重目标或者标准（3 ~ 6 个月内总体重至少减轻 5%），才可以考虑接受药物治疗。使用左旋肉碱茶多酚片等药物进行减肥前，一定要进行全面评估，千万不要盲目选择。

李建平医生 小讲堂

Q
读者

月经期间喝茶好不好?

A
医生
梦之队

不好。

1. 经期喝茶容易增加铁元素的流失

月经期间随着血液的大量流失,铁元素会比往常流失得更多一些。如果这段时间喝茶,无疑会加重铁元素的流失。

2. 经期喝茶容易加重便秘

有些女性经期会有便秘现象,而茶中含有的鞣酸会减慢肠道蠕动,进而加重便秘症状。

3. 经期喝茶容易导致食欲不振

由于茶叶中的单宁有收敛作用,能抑制人体消化液的分泌,极易导致经期食欲不振。相关研究表明,绿茶越浓,对铁吸收的阻碍作用越大,特别是餐后饮茶。

08 魔芋这样食用，减脂效果最显著

主讲专家：北京安贞医院急诊内科副主任医师王成钢

北京地坛医院肝病中心主任医师谢雯

魔芋不含有淀粉，却含有很多膳食纤维。它是低胆固醇、低热量、低脂肪、低糖、高膳食纤维的优良食物。

★为什么吃魔芋可以减肥★

1. 低热量

魔芋属于低热量食物，每 100 克魔芋只含有 7kcal 的热量，而且营养价值丰富，对于减肥人士而言，适当搭配其他食物食用，可以帮助增加饱腹感，减少热量摄入。

2. 含有甘露聚糖

魔芋中含有一种有效成分叫甘露聚糖，是一种高分子多糖，食用后可以减缓消化速度，有效吸附胆固醇和胆汁酸，并能抑制肠道对胆固醇和胆汁酸的吸收，同时具有降脂、降血压、通便、防癌等效果。

3. 优质的膳食纤维

魔芋里面的膳食纤维和我们平时吃的蔬菜里的膳食纤维有点不一样。蔬菜里的膳食纤维是非水溶性膳食纤维，也就是说吃进体内后不被人体吸收，可以起到增加大便体积的作用。魔芋里有一种非常好的膳食纤维叫葡甘露聚糖，是水溶性半纤维素，能起到降低血脂和血糖的作用。

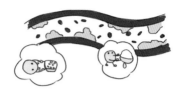

降血脂、减肥纤体

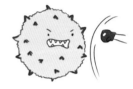

提高免疫力，防癌抗癌

魔芋的功效

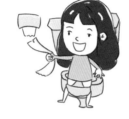

通便排毒

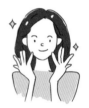

美颜养肤

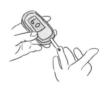

降血糖

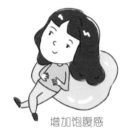

增加饱腹感

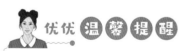

优优温馨提醒

　　食用魔芋的饱腹感是非常明显的，它的发胀能力很强，可以发胀到原来大小的 80 ~ 100 倍，快速增加人体饱腹感，进而利于控制食量。

★魔芋的烹饪注意事项★

要注意，生魔芋是有毒的，必须烹煮 3 小时以上方可食用。魔芋地下块茎可加工成魔芋粉供食用，并可制成魔芋豆腐、魔芋挂面、魔芋面包、魔芋肉片、果汁魔芋丝等多种食品，这些食品是我们平常在市面上可以买到的。

★魔芋的选购要点★

如果魔芋肉近似米白色且没有明显杂质（如黑点、焦黄色的小颗粒、毛发、金属碎屑），闻起来没有刺激性气味（最好能有植物本身的清香味），颗粒饱满均匀，手感柔滑微润，无结块或橡皮似的颗粒，即为优质魔芋。过白的魔芋粉可能是添加了漂白剂。

★魔芋减肥食谱大推送★

魔芋烧鱼

食材： 草鱼 1 条，魔芋 50 ~ 80g，白醋、葱、姜、蒜、料酒、食用油、盐各适量。

做法：

①将草鱼放入冷水中，用盐和白醋除腥，同时在水中刮去鱼鳞，洗净后捞出，切成块；魔芋切条。

②锅中放入适量食用油加热，把葱、姜、蒜、料酒倒入烧热，加入大量水烧开。

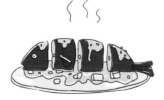

③把鱼块放进锅中，加入适量盐，最后把魔芋条倒进锅里一同炖煮；10分钟后，这道魔芋烧鱼就做好了。

香煎魔芋

食材：魔芋 50 ~ 80g，橄榄油、胡椒盐、日式料理酒、葱、色拉汁各适量。

做法：

①将魔芋切成长块，在表面横竖划几刀（不要切到底），两面撒上胡椒盐；葱切成碎末。

②锅里放入橄榄油，烧热后，放入魔芋块稍微煎一下，淋入日本料理酒（如果不放酒，可能会冒出很多白沫）。

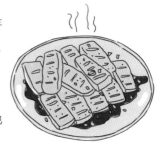

③煎至一面呈淡焦黄色，再煎另一面。

④装盘，表面撒上自己喜欢的色拉汁（也可以用酱油、醋和蒜调汁）和葱碎即可。

 栾杰医生 小讲堂

　　现实生活中，的确有很多人因为吃魔芋而减掉了很多体重，但体力不支、乏力、头晕、营养不良等问题也随时可能发生。害怕节食减肥导致闭经的女性，光靠吃魔芋减肥同样可能出现月经不调的情况。根据临床营养的要求，通过这种低能量、低碳水化合物饮食来减肥，必须要有专业人士指导才能避免不良后果发生。

09 用好优质蛋白质，减脂不减肌肉

主讲专家：北京协和医院临床营养科主任医师于康

蛋白质是人体细胞的重要组成物质，是维持人体生命活动的基本物质。蛋白质存在于许多食物中，可分为优质蛋白质和普通蛋白质，而减肥人士需要多食用优质蛋白质来减肥。

★ 减肥者都重视的优质蛋白质 ★

对减肥人士而言，他们都很明确的一点是，基础代谢效率高的人消耗的热量相对就多，减肥的速度也更快。要提高基础代谢率，最有效的方法是增加肌肉量。那么，合成肌肉靠的是什么？就是蛋白质。

还要明确的是，身体消化、吸收蛋白质比消化、吸收碳水化合物与脂肪费劲多了。蛋白质的食物热效应大概在 30%，也就是说吃下去这类食物，有 1/3 的热量要用在消化、吸收它们的身上。

因此，食用蛋白质比摄入碳水化合物和脂肪更容易瘦，它的食物热效应比碳水化合物和脂肪都高很多。虽然蛋白质的作用这么好，但并不是吃得越多越好，如果食用过多动物蛋白，则很容易同时摄入过多的脂肪，增加摄入的总热量，同样不利于减肥瘦身。

那么蛋白质应该怎么吃？要多吃优质蛋白质。

★ 减肥时吃什么优质蛋白质 ★

优质蛋白质一般是指容易被人体吸收利用的蛋白质。食物中含有的蛋白质结构越接近人体蛋白质结构，就越容易被人体吸收利用。对减肥人士而言，应多食用优质蛋白质。如蛋、奶、肉、鱼中的蛋白质及植物中的大豆蛋白质都是优质蛋白质。其中，鱼、虾中的优质蛋白质优于禽类，禽类优于牛、羊肉，牛、羊肉优于猪肉。

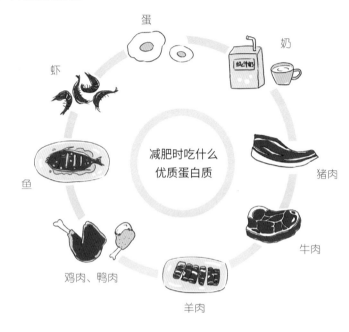

成年人一天所需蛋白质含量为

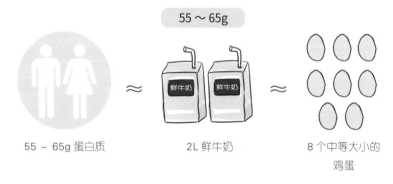

55 ～ 65g 蛋白质   2L 鲜牛奶   8 个中等大小的鸡蛋

怎样才称得上优质蛋白质

蛋白质由 20 种氨基酸组成，其中有 8 种氨基酸是我们人体自身不能合成的，必须通过摄取食物来获取。这 8 种氨基酸称为必需氨基酸。如果食物中所含的 8 种必需氨基酸齐全，还能达到配比均衡，那么这种蛋白质就称为优质蛋白质。

优质蛋白质的摄入，可以在很大程度减少人体肝肾负担。另外，优质蛋白质的氨基酸模式与人体氨基酸模式相近，所以更易于消化吸收。

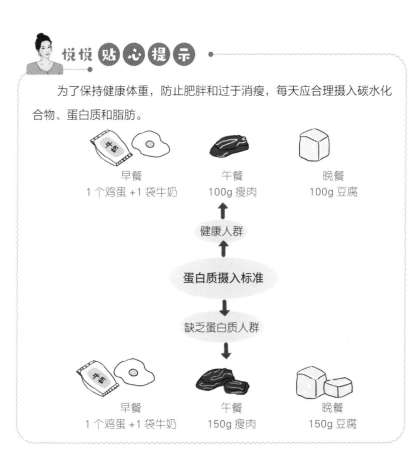

悦悦 贴心 提示

为了保持健康体重，防止肥胖和过于消瘦，每天应合理摄入碳水化合物、蛋白质和脂肪。

早餐
1 个鸡蛋 +1 袋牛奶

午餐
100g 瘦肉

晚餐
100g 豆腐

健康人群

蛋白质摄入标准

缺乏蛋白质人群

早餐
1 个鸡蛋 +1 袋牛奶

午餐
150g 瘦肉

晚餐
150g 豆腐

蛋白质的适宜摄入量应为 1g/kg 体重左右，占总能量摄入的 10% ~ 12%，其中优质蛋白质应占 30% ~ 50%，即每日应摄入蛋类 40 ~ 50g、畜禽肉 40 ~ 75g、水产品 40 ~ 75g、奶及奶制品 300g、大豆及豆制品 25g。

★与蛋白质缺乏相关的症状★

蛋白质的补充要贯穿于一日三餐，绝对不能全在一餐里补充，甚至加餐时也要注意补充。

当出现以下 7 个症状时，说明你可能缺乏蛋白质了。

1. 头发、指甲容易断裂

蛋白质是头发和指甲的重要组成部分，当蛋白质摄入不足时，容易出现指甲断裂、头发强韧度下降，甚至发尾分叉的情况。如果持续好几个月蛋白质摄入不足，就会开始掉头发。

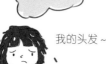

头发、指甲容易断

2. 总想吃东西

表现为刚进餐完没多久又饿了，总想找东西吃，这是因为碳水化合物摄入过多，但蛋白质摄取不足。

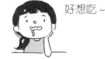

总想吃东西

3. 变瘦了，但脂肪没减少，肌肉量却下降了

一般来说，如果人体摄取的蛋白质不够，身体就会通过分解肌肉来补充。当肌肉量减少时，

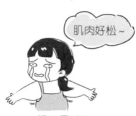

肌肉量减少

基础代谢率也会跟着下降，最后反而留下一身脂肪。

4. 受伤后，恢复速度慢

人体重建细胞、组织和皮肤都需要蛋白质。如果蛋白质缺乏，受伤后的恢复时间就会比正常人长。

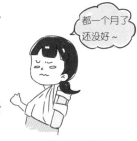

伤口恢复慢

5. 容易感冒或患病

当细菌或病毒入侵人体时，免疫系统就会产生抗体以抗击细菌或病毒。而抗体的重要组成部分是蛋白质。如果身体的蛋白质缺乏，免疫能力就会降低，当有细菌或病毒侵袭时，身体就容易感冒或患病。

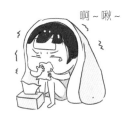

容易生病

6. 肌肉或关节痛

蛋白质是人体形成肌肉、骨骼、关节液不可或缺的营养素，可以帮助合成葡萄糖胺、软骨素。如果结实的肌肉变得无力、疼痛或松弛，可能是缺乏蛋白质。

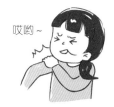

肌肉或关节痛

7. 脑袋昏沉，变得迟钝

脑袋总是昏沉，无法长时间集中注意力，变得迟钝，无法思考，可能与缺乏蛋白质和血糖水平低下有关。

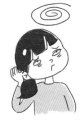

变得迟钝

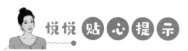

　　补充优质蛋白质要注意互补原则。蛋白质的互补，是指混合摄入 2 种或 2 种以上的食物蛋白质，使其中所含的必需氨基酸比例均衡，从而提高蛋白质的利用率。优质蛋白质的互补，其实就是将不同食物搭配在一起吃，比如肉类与豆制品搭配食用。我们常见的麻婆豆腐就是很好的蛋白质互补例子。

 栾杰医生 小讲堂

Q
读者

对牛奶过敏，可以用豆浆替代以补充蛋白质吗？

A
医生
梦之队

　　对牛奶过敏的人更适合用豆浆来获取丰富的营养，因为每个人的体质不同，对食物的适应情况有差异，有的人接触牛奶后会出现皮肤发痒、起红疹等症状，饮用后如果不适，反而会增加负担，无法获得营养，这种情况应该选择其他食物来代替，而豆浆同样含有优质蛋白质，代替牛奶是合适的，大多数人对豆浆也不会过敏，饮用后可以更好地吸收。

10 用充足的睡眠抵抗肥胖，很有效

主讲专家：北京协和医院临床营养科主任医师陈伟

睡眠质量是否良好，除了关系到一个人的健康，还有胖瘦程度。如果要减肥，保持良好的睡眠质量是非常有必要的。

举例子

有研究表明，睡眠时间和肥胖之间有密切关系。

一项研究调查了 1.8 万人，研究人员在排除了其他导致肥胖的因素（如缺乏锻炼、不良的饮食习惯等）后发现，每晚睡眠时间少于 4 小时的人，他们发生肥胖的概率比每晚睡眠时间在 7 ~ 9 小时的人高出73%。这项研究指出睡眠时间和肥胖是呈负相关的，也就是说，睡眠时间越少的人越容易诱发肥胖。

★睡眠不足，肥胖找上门★

良好的睡眠使人体得到充分的休息，可以补充人体能量，增强抵抗力，促进人体正常生长发育等。因此，睡眠对于保护人的心理健康与维护人的正常心理活动极其重要。如果睡眠不足，肥胖就会找上门。

瘦素与饥饿激素

有研究显示，睡眠时间的长短和质量与肥胖有一定的关系。人体的脂肪组织会分泌一种肽类激素，也就是瘦素，瘦素会作用于大脑的下丘脑，对机体的饮食行为进行控制，同时也能对脂肪的合成和转化起到很关键的作用。

另外，胃部能分泌一种激素，我们称其为饥饿激素，饥饿激素能够增进食欲，让人吃得更多。

当睡眠受到抑制或少于 8 小时时，瘦素水平下降，饥饿激素水平上升，这时人的食欲也将加倍增长，想摄入高碳水、高热量食物的欲望会增长 45%或以上。导致的直接后果是暴饮暴食，热量摄入超标！

生长激素

有另一项研究显示，导致身体发胖的主要原因是生长激素分泌不足，这一激素是人体自行分泌的一种天然激素，能促进骨骼与肌肉生长，也能加速体内脂肪燃烧。生长激素有一个特征，它只在人体夜间睡觉时分泌，且在入睡 90 分钟后分泌最旺盛。因此，要促进生长激素的分泌，务必保证睡眠时间的充足和优质的睡眠。

★睡眠不足带来的其他影响★

1. 导致内分泌紊乱

睡眠充足时，规律分泌的各种激素会正常发挥作用。以生长激素为例，当进入深睡状态 1 小时后，生长激素的分泌会进入高峰，该激素除了促进生长，还能加速体内脂肪燃烧。反之，如果睡眠不足，内分泌就会紊乱，严重时还可能影响生育能力。

2. 皮肤变得干涩、粗糙

皮肤的新陈代谢在人体睡眠状态下最为旺盛。这是因为当我们处于良好的睡眠状态时，肌肉、内脏的活动减慢，而皮肤血管相对开放，血液可充分到达皮肤，为其提供营养进行自身修复和细胞更新，起到延缓皮肤衰老的作用。如果睡眠不充足，血液不能充分到达皮肤，则皮肤容易出现干燥、粗糙、晦暗等问题。

3. 引发高血压

美国一项研究表明，长期睡眠不足的人群患上高血压的概率大大增加。研究人员指出，睡眠对于人体健康来说至关重要。如果睡眠时间很短，其心率会明显增加，这就会加重整个心血管系统的负荷，从而导致血管内壁受到的血流压力增加，引起血压升高。这充分说明，长期睡眠不足可能会诱发高血压。

4. 导致情绪不稳定

一般来说，当我们很累、很疲倦时进入睡眠，而中途被打断时，我们的情绪就会非常不稳定，甚至因一些很小的事情乱发脾气。这是因为人体很疲倦时，判断力与控制力也会下降，外在表现为容易情绪失控。

★每天睡多少小时为宜★

年龄不同，身体状况不同，所需的睡眠时间也不一样。

1. 成年人每天睡 8 小时左右

成年人工作压力比较大，每天至少要工作 8 小时左右，所以缓解压力也需要一定的时间，而 8 小时就比较合适。晚上大概睡 7 小时，然后午餐后可以睡半个小时或 1 小时左右，这样就会有足够的精力处理下午的工作。

2.13 岁以下的儿童每天要睡 9 小时

13 岁以下的儿童因为身体还没有发育完全，所以需要睡眠的时间相对长一些，要比正常成年人的睡眠时间多 1 小时左右，这样有利于身体的发育与成长。

3.60 岁以上的老年人每天睡 6 小时左右

老年人体力和脑力活动少，所以不需要睡太长时间，6 小时就可以了。睡得过多，反倒会导致老年人的行动或思维迟钝等。

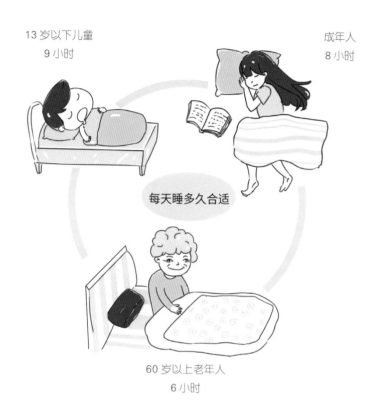

13 岁以下儿童
9 小时

成年人
8 小时

每天睡多久合适

60 岁以上老年人
6 小时

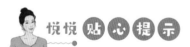

悦悦 贴心提示

　　睡午觉的时候最好给自己营造一个比较好的环境,比如要在通风、没有强烈光线的地方。有条件的话,尽量躺着睡觉,这样睡眠质量会比较好。

★创造安静且舒适的睡眠环境★

1. 卧室面积和环境

卧室面积以 10 ~ 15 平方米为宜，过大会睡得不安稳。在卧室布置上，应保持墙面干净，尽量不安镜子、不放电视、不放置花草。

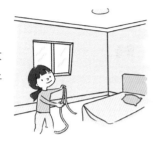

2. 卧室要保持安静

适合睡眠的声音应该要低于 30 分贝，这其实相当于别人在你耳边悄声说话。如果睡眠时一直有噪声，会减少深度睡眠的时间。因此，我们应该在低于 30 分贝的环境中睡眠，尽量保持安静。

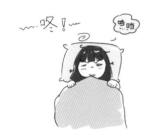

3. 光线和窗帘

对睡眠来说，卧室的光线非常重要。窗帘最好采用遮光布，以遮蔽霓虹灯、室外光线及阳光。卧室内灯光应柔和、暗淡。如果是光线柔弱的室内，则会是一种平静和舒适的感觉，会给人一种进入睡眠的暗示（卧室的灯应该是可以调节亮度的）。

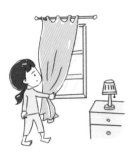

4. 室温和湿度

研究表明，卧室温度保持在 16 ~ 25℃，人体代谢水平相对稳定，适合睡眠。

卧室湿度也要相宜。若气候潮湿，可打开

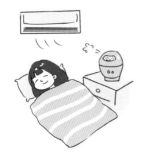

抽湿机或抽湿空调，待室内湿度降低后再入睡。若气候干燥，则需要打开加湿器，增加室内湿度。

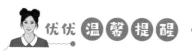

优优 温馨提醒

　　睡觉之前可以做一些放松情绪的事情，如泡脚或者听舒缓的音乐，不要再玩手机或游戏了，否则会使大脑皮层处于兴奋状态，影响睡眠时间与质量。此外，下午 2 点后不要再喝咖啡或者饮酒。咖啡中含有咖啡因，会使神经处于兴奋状态，影响夜晚的深度睡眠；而酒精虽然能增强睡意，却会刺激消化系统与神经系统，影响夜晚的睡眠。

辛敏强医生 小讲堂

Q
读者

为什么肥胖的人更容易打呼噜？

A
医生
梦之队

　　肥胖的人气道比较狭窄，白天时咽喉部位的气道是开放、通顺的，因此咽喉部肌肉收缩不会受到阻碍；但是夜晚睡眠时，肌肉开始松弛下来，气流通过狭窄部位会产生一定的声响。

　　有些肥胖的人有舌头肥大的情况，包括扁桃体肿大、舌体肥大、悬雍垂过长及舌后坠等，如果这些局部组织肥胖或者变形，会引起咽腔狭窄，进而导致呼吸不顺畅，出现打呼噜的情况。

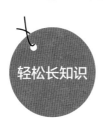

轻松长知识

减肥者的饮品

有效燃脂的黑咖啡

黑咖啡是一种不加糖和奶的咖啡，被称为"健康使者"，可以刺激中枢神经，使注意力集中；可以开胃助食；可以提高运动功能；可以有效地分解脂肪；可以利尿消肿；可以促进血液循环，减少动脉粥样硬化与中风的风险；还有抗氧化作用。适当喝一点黑咖啡，对身体的好处不少。

喝咖啡也是可以减肥的

研究显示，咖啡中含有天然的咖啡因和绿原酸等成分，能有效地分解体内脂肪，提高代谢速度。对减肥人士或上班族来说，上午饮用一杯芳香浓郁的黑咖啡，不仅能帮助胃肠道消化，还可有效燃烧脂肪。

适量喝咖啡

适量喝咖啡可以减少糖尿病、心血管疾病发生的风险，延长寿命，但喝咖啡太多时容易出现心悸。目前一般认为每天摄入咖啡因不宜超过 400 毫克，即 3 ~ 4 杯咖啡。

尽量喝黑咖啡

并不是所有咖啡都有减肥功效，现在市面上很多速溶咖啡或者花式咖啡都添加了白砂糖和植脂末，这样的咖啡所含热量不低，是不利于减肥的。另外，含咖啡因的饮料也不要喝，因为那是饮料，不是咖啡。如果觉得黑咖啡太苦，可以稍微加点牛奶调剂一下味道及口感。

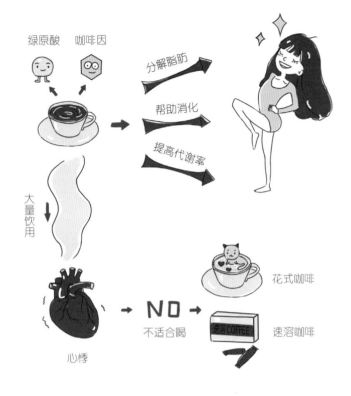

绿原酸　咖啡因

分解脂肪

帮助消化

提高代谢率

大量饮用

心悸

不适合喝　NO

花式咖啡

速溶咖啡

这些人群不适合喝黑咖啡

　　有胃炎、胃溃疡、十二指肠溃疡的人不能喝黑咖啡。咖啡为刺激性饮料，会刺激胃酸大量分泌，加重胃部疾病。

　　有高血压、冠心病等疾病的患者不能喝黑咖啡。

　　孕妇和哺乳期的女性也不应饮用黑咖啡。咖啡因属于刺激性物质，喝多了会影响睡眠质量，可能不利于胎儿和婴儿的成长发育。

　　儿童处于生长发育旺盛期，不适合饮用黑咖啡。

　　钙长期摄入不足的人群不适合饮用，因为咖啡因会加速钙质的流失。

Chapter **4**

辨别体质，
中医对症减肥法

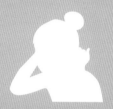

01 认清自己属于哪种易胖体质

主讲专家：北京中医药大学终身教授、主任医师王琦

时下，减肥成为人们关注度非常高的话题，但不同的人，减肥方法的选择要视自身体质而定，不能都使用同一种方法。

★ 什么是体质 ★

体质现象是人类生命活动的一种重要表现形式，是指人体生命过程中，在先天禀赋和后天获得的基础上所形成的形态结构、生理功能及心理状态方面综合的、相对稳定的固有特质，是人类在生长、发育过程中所形成的与自然、社会环境相适应的个性特征。

我们将中国人的体质分为平和体质、气虚体质、阳虚体质、阴虚体质、痰湿体质、湿热体质、瘀血体质、气郁体质、特禀体质等9种基本类型。

与肥胖相关的体质是痰湿体质、瘀血体质和气虚体质。下面分别说一说如何辨别这3种体质。

★ 痰湿体质的特征 ★

看脸就能初步判断是不是痰湿体质，主要看3个部位：

第一，测量脸的长度和宽度。从额头最突出的位置到下巴的最低点是脸的长度，颧骨两侧的连线是脸的宽度，脸的长度和宽度越相近，说明越接近容易发胖的痰湿体质。

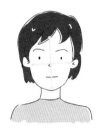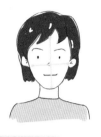

1

测量脸的长度和宽度

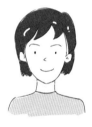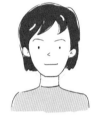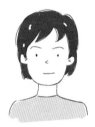

2

看下巴

下巴越圆，越接近痰湿体质

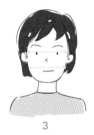

3

看脸上下宽度的对比

　　第二，看下巴。在面部放松的情况下，下巴越圆，说明越接近容易发胖的痰湿体质。

　　第三，看脸上下宽度的对比。太阳穴两端和咬肌两端的长度对比越相近，容易发胖的痰湿体质的可能性越大。

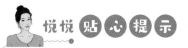

　　另外，辨别痰湿体质还要看肚子，痰湿体质者的肚子是肥、满、松、软。肥、满是指肚子比较大，松、软是指肚子摸上去比较软。

　　痰湿体质者的打呼噜与一般人打呼噜不一样，容易出现呼吸暂停。痰湿体质者可能会出现高血压、高脂血症、高尿酸血症、高血糖及其他心脑血管疾病。

辨别痰湿体质的 5 句话

脸上油乎乎　　嘴里腻乎乎　　身体胖乎乎

肚子胖嘟嘟　　睡觉打呼噜

★大医生瘦身偏方推荐★

　　如果是痰湿体质，可以服用下面这个处方来祛痰除湿。

1. 处方

　　肉桂 15 克，陈皮 20 克，冬瓜皮 30 克，荷叶 30 克，茯苓 20 克，砂仁 6 克，莱菔子 12 克。

2. 方义说明

　　方中肉桂可温阳化气；陈皮可理气化痰、健脾和胃；冬瓜皮可利水、消肿、祛痰；荷叶可祛脂瘦身；茯苓可利水渗湿、健脾益气、宁心安神，其药性平和，适合长期服用；砂仁可行气化湿、理脾健胃；莱菔子可消食化积、下气消痰。

　　这个方子中，肉桂可燃烧脂肪，莱菔子可通利肠道，冬瓜皮可通利水道，体重自然下来了。

3. 煎煮和服用方法

将除了砂仁之外的所有药材放入锅中，倒入没过药材 1 寸的水量，把水煎到还剩 200ml 左右，倒入碗中备用；随后再加入相同的水量继续煎煮。

第二次在关火前 5 分钟下入砂仁，煎煮 20 分钟后再倒入碗中；将 2 次煎煮得到的各 200 毫升药汁混合，饭后 1 小时服用，也就是 1 副药煎 2 次，分 2 次喝。

适合饭后 1 小时服用。1 个月为 1 个疗程。

 林国乐医生 小 讲 堂

痰湿体质的人不适合吃的食物如下：

第一，酸的食物。酸味主收敛。如果多吃酸味食物，则体内的痰、湿更不容易代谢出去，可能会加重痰湿积聚的症状。

第二，寒凉的食物。西瓜、黄瓜、豆芽、香蕉、柚子、梨等属于寒凉食物，容易影响脾胃运化，都不适合痰湿体质的人食用。

第三，黏腻的食物。汤圆、年糕、粽子等食物尽量不吃，大骨汤、五花肉等尽量少吃或不吃。

★痰湿体质人群适合吃的食物★

痰湿体质者可以吃一些白肉，如鲤鱼、鲫鱼、鲈鱼。

鲤鱼可以做成鱼汤。鲤鱼具有补脾健胃、利水消肿功效，适合痰湿易胖的人群食用。

也可以多吃一些扁豆、赤小豆、薏米、山药等健脾、利水、除湿的食物。

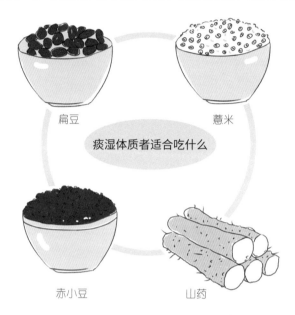

扁豆

薏米

痰湿体质者适合吃什么

赤小豆

山药

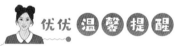

优优 温馨提醒

　　痰湿易胖人群，每天饮食中的肉类不宜超过 200g，主食不宜超过 300g，蔬果建议摄入 400g 左右。

★痰湿血瘀体质的特征★

1. 脸上有钞票纹

脸颊的地方会有很细微的红色血丝，像钞票的纹路一样，故名。

2. 舌下静脉瘀紫

舌下两条静脉一般是很浅或者看不到，如果有瘀血，就会又粗又紫。

3. 长黑斑

特别胖的人，可能脖子或者腋窝较黑，或者大腿根有褶皱的地方多有发黑，是假性黑棘皮症。

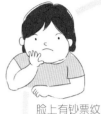

脸上有钞票纹

舌下静脉瘀紫

痰湿血瘀体质者的特征

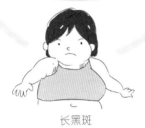

长黑斑

★大医生瘦身偏方推荐★

痰湿血瘀体质的人可多吃一些山楂，山楂可以消食化积、活血化瘀、降血脂。如果确定是痰湿血瘀体质，可以服用下面这个处方来消除痰湿、清除瘀血。

1. 处方

肉桂 15 克，陈皮 20 克，冬瓜皮 30 克，荷叶 30 克，茯苓 20 克，昆布 15 克，生山楂 20 克，姜黄 10 克。

2. 方义说明

方中肉桂可温阳化气；陈皮可理气化痰、健脾和胃；冬瓜皮可利水、消肿、祛痰；荷叶可去脂瘦身；茯苓可利水渗湿、健脾益气、宁心安神；昆布可以软坚化痰。生山楂可消食化积、活血化瘀、降血脂；姜黄可以活血化瘀、行气止痛，具有很好的降血脂作用。

3. 煎煮和服用方法

煎煮和服用方法同痰湿体质的处方。

★气虚体质的特征★

你平时有下面这些症状吗？

1. 经常容易感冒

2. 稍微活动一下容易出虚汗

3. 容易疲惫

4. 容易气短、呼吸急促，不接上气

5. 容易心悸

6. 容易头晕或站起来时眩晕

7. 喜欢安静，懒得说话

8. 说话声音低弱无力

A. 很少　B. 偶尔　C. 经常　D. 总是

如果有 4 个以上 C 或 D，说明你可能是气虚体质。

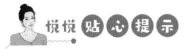

悦悦 贴心提示

气虚体质的人容易水肿，早上起来眼睑肿胀，到了下午，眼睑肿胀消失了，腿又水肿了。气虚的人眼睛无光，面色㿠白，嘴唇无血色。"喝水都会胖"，一般指气虚体质的人。

★大医生瘦身偏方推荐★

如果确定是气虚体质，可以使用下面这个处方来益气补虚。

1. 处方

生黄芪 30 克，茯苓 20 克，山药 20 克，陈皮 20 克，生薏米 20 克，肉豆蔻 10 克，肉桂 10 克

2. 方义说明

方中生黄芪重在补气，能使身体里的水气化，正常输送到全身，而不是变成废物积堆在身体里；茯苓可以利水渗湿、健脾益气、宁心安神；山药可益气滋阴、补益脾肺、补肾固精；陈皮可理气化痰、健脾和胃；薏米可以健脾祛湿；肉豆蔻可行气消食；肉桂可温阳化气。

3. 煎煮和服用方法

肉豆蔻在第二次煎煮时再下入。服用方法同痰湿体质的处方。

02 瘦不了、易反弹的根源在这里

主讲专家：中国医学科学院整形外科医院乳房整形再造中心副主任医师
辛敏强
北京中医院大学东直门医院针灸科主任医师倪金霞

一提到减肥，很多人会抱怨：我坚持减肥半年了，怎么还是减不下去？也有的人说：我减肥怎么总是容易反弹？

其实，想要减肥，首先要知道自己是哪种肥胖类型，然后找到肥胖的根源，这样才能有针对性地减肥。

下面针对瘦不了和易反弹这两种肥胖类型来介绍一下如何辨别二者，以及如何根据这两种肥胖根源来高效减肥。

★易反弹肥胖类型的外部特征★

1. 折叠肚

现实生活中，有的人肚子上一层层的赘肉像游泳圈，按下去比较软，而且陷下去的程度比较深，甚至会没过一节手指关节。这种肚子，我们称为折叠肚。折叠肚属于易反弹肥胖类型。

2. 产妇肚

产妇肚的特点是下腹部比较膨隆，按下去比较软，也属于易反弹肥胖类型。

3. 耷拉肚

耷拉肚者胖的位置在小腹这个地方，耷拉下来一层赘肉，触摸的时候肚皮下面会有一个空隙，按压时比较软。

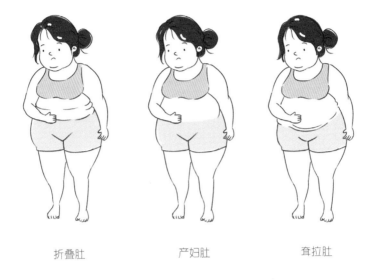

折叠肚　　　　　　产妇肚　　　　　　耷拉肚

易反弹肥胖类型的外部特征

★ 脾虚易反弹肥胖类型的其他判断方法 ★

　　脾虚易反弹类型者的舌头会有水样齿痕。脾虚肥胖的人舌苔、舌质比较淡白，比较湿；舌头湿漉漉的，舌体比较胖大。

　　脾虚易反弹类型的人大便稀、比较黏，容易粘马桶，冲马桶的时候经常会冲不净；或者排便不爽，总觉得排不完。

　　脾虚易反弹类型的人还有一个特点是，吃得并不多，没有什么食欲，也不饿，没有什么特别想吃的，即饿得慢、吃得少。

★大医生瘦身偏方推荐★

针对脾虚易反弹肥胖类型，我们介绍一个代茶饮处方。

1. 处方

党参 6 克，炒白术 6 克，绞股蓝 6 克，生山楂 6 克，茯苓 6 克，黄精 3 克，荷叶 3 克，陈皮 3 克。

2. 方义说明

党参、炒白术、茯苓、黄精这 4 味药能健脾、除湿、补气。陈皮、生山楂、绞股蓝、荷叶这 4 味药能行气、降脂、消食、利水。

3. 煎煮和服用方法

可以用养生壶煮，多放一些水，渴了就喝这个水，随时饮，当茶那样喝。也可以煮水，即用煎药的方法，分 2 份早、晚喝。

★瘦不了肥胖类型的特征★

瘦不了者的主要特征是孕妇肚。这种肥胖者肚脐周围膨大，按压的时候肚子特别硬、特别鼓。

很多男士的肚子特别大，腰带兜在肚子下面，肚子是硬邦邦的。瘦不了肥胖类型一般是胃热造成的。

★瘦不了肥胖类型的其他判断方法★

这类人多有便秘。

饿得快，吃得多，吃什么都香，经常半夜加餐。

舌苔黄腻，舌质偏红，甚至有的人有口臭。

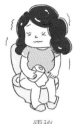

便秘

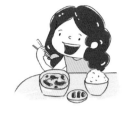

吃得多，饿得快

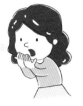

有口臭

★大医生瘦身偏方推荐★

1. 菊花茶

准备 3 克菊花，放进茶杯里，倒入热水冲泡 10 分钟即可。菊花味甘、苦，性微寒，具有散风清热、清肝明目、解毒消炎的作用，可以清热降火。

2. 竹叶茶

准备鲜竹叶 3 克，用水煎代茶饮用。竹叶性寒、味甘，可清热除烦、生津利尿。

3. 麦冬茶

将麦冬 6 克置于杯中，先用少许开水冲泡润湿，再加入足够的开水冲泡。当然，也可以煎水代茶饮用。麦冬性微寒、味甘，可益胃生津、清热除烦。

4. 金银花茶

取金银花 6 克，用开水冲泡，闷约 10 分钟就可以了，还可以酌情加入冰糖或者蜂蜜调味饮用，清热而不伤胃，适合胃火旺盛的人饮用。

 悦悦 贴心提示

胃热者要吃些清热降火的食物，如银耳、绿豆芽等，少吃辛辣刺激性食物，避免饮食过于单一，同时要戒烟戒酒。症状比较严重的患者则要尽快到医院进行检查，以免出现更严重的情况。

03 越减越肥？实胖虚胖大不同

主讲专家：明星李玲玉

首都医科大学附属北京中医院针灸科主任医师李彬

北京中医院消化内科主任医师陶琳

生活中，有的人喝凉水都长胖，有的人减肥后又迅速反弹。从中医的角度来说，肥胖分为实胖和虚胖，准确掌握好体质虚实，才能一击必中，成功减肥。

★什么是实胖★

实胖的人有一个显著特征就是特别爱吃、特别能吃，但新陈代谢功能不强，因此脂肪堆积在体内，久而久之就发胖了。

★什么是虚胖★

虚胖的人有一个显著特征就是特别容易流汗，不管是夏天还是冬天，只要稍微动一下，汗液顿时像水一样流出来。虚胖的人食量并不大，爱吃的东西也不多。

★肥胖有虚实，分请各不同★

既然肥胖有虚、实之分，减肥方法也应有所不同。

1. 实胖特征

实胖者属于"易反弹"型肥胖，常伴有舌质红、苔黄腻，腹部赘肉多、肉硬，尿液颜色深黄、便秘、怕热等特征。

2. 虚胖特征

虚胖者属于瘦不了型肥胖，常有舌质淡红、苔腻，腹部肉多、松软，身体发冷、水肿、便秘等特征。

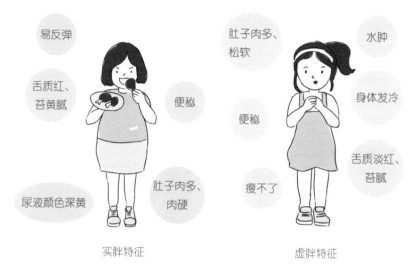

实胖特征   虚胖特征

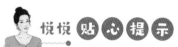

对于水肿，我们首先要排除心源性、肝源性、肾源性的病理状态。如果没有这些病因，人看起来浮肿，按压时一按一个坑，可能提示虚胖体质。

★共同特征：便秘★

虚胖和实胖有着共同的特征——便秘，但是也有以下区别：

虚性便秘：表现为排便前段干结、后段稀软，大便有排不净感。提示瘦不了型虚胖。

实性便秘：大便比较干燥，有时排出的大便像羊粪一样，呈小球状，排便费力。提示易反弹型实胖。

★虚胖人群的火针疗法及穴位按摩法★

中医认为，虚胖的人多为脾虚湿阻，可以去正规医院采用火针疗法减肥。

火针为贺普仁先生所创，一是能拓展治疗疾病的病种，二是治疗疾病的效果比普通毫针好。火针治疗后 24 小时内不能碰水。火针疗法减肥一般选择脾俞穴。

也可以让医生或自己按摩气海穴和足三里穴。

气海穴在肚脐下一个半手指（1.5 寸）的地方。该穴有化湿理气、益肾固本等作用，为强壮身体之要穴。每天按 2 ~ 3 次，每次按 3 分钟左右。

足三里穴位于腿膝髌骨外侧下方凹陷往下约 4 指（3 寸）横宽处。该穴有调节机体免疫力、增强抗病能力、调理脾胃、补中益气等作用。每天按 2 ~ 3 次，每次按 3 分钟左右。

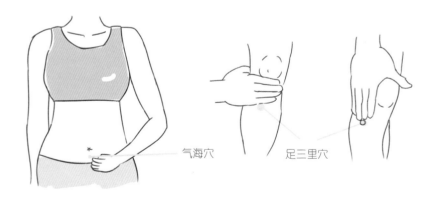

气海穴　　　足三里穴

虚胖人群的选穴方法

★大医生瘦身偏方推荐★

清乾隆皇帝晚年脾胃虚弱，经常吃八珍糕（粥）健脾消脂。以下为这款宫廷瘦身粥的做法介绍。

1. 食材

生黄芪、炒白术、茯苓、薏米、白扁豆、莲子、赤小豆各 30 克，粳米100 克。

2. 方义说明

生黄芪可健脾补气，炒白术为补益脾胃要药，茯苓、薏米、白扁豆、莲子可健脾利湿，赤小豆可利水除湿。

3. 做法

首先将这八珍中的黄芪、炒白术煮水。赤小豆泡 1 小时左右。另外 4 味药食同源的茯苓、薏米、莲子、白扁豆同粳米一起放入锅中，倒入泡好的赤小豆，加入煮好的黄芪白术水，大火烧开，转小火熬煮至黏稠即可。

 金铂医生 小讲堂

对虚胖的人来说，健脾强胃、调理体质是关键。想减肥的话，可以这样做：

饮食建议：定时进餐，注意补充蛋白质，多喝热水，多吃温补性食物，如牛肉、羊肉、肉桂、韭菜等。

运动建议：因为体质偏虚，所以虚胖体质的人并不适合进行过于剧烈的运动。建议每天保持 30 分钟左右的轻缓运动，推荐快走、慢跑、瑜伽等，达到微微出汗的程度就可以了。

实证肥胖的根源是体内胃热旺盛或湿浊内盛。可以去正规医院采用放血疗法，通常选用大椎穴，也可以按摩曲池穴和丰隆穴。曲池穴可健脾、清热，丰隆穴可健脾、利湿、祛痰。每次按摩穴位 3 分钟，每天 3 次。

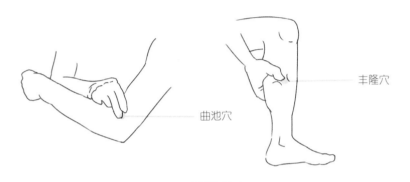

丰隆穴

曲池穴

实胖人群的选穴方法

★大医生瘦身偏方推荐★

以下是大医生在临床经常推荐给肥胖患者的减肥茶，可以利水消肿、祛湿降脂、降血压。

1. 处方

山楂 10 克，生薏米 20 克，陈皮 10 克，干荷叶 10 克，绞股蓝 10 克。

2. 方义说明

山楂可消食化积、活血化瘀。生薏米利湿效果强。陈皮可健脾和胃、燥湿祛痰。荷叶可以清暑热、利水、通便。绞股蓝可以清热解毒、通便降脂。

3. 煎煮和服用方法

把 5 味药放入砂锅中，加水后开大火煮开，转小火煮 30 分钟。可以根据个人喜好，放入适量冰糖调味。

对实胖的人来说，平时可以这样做：

饮食建议：每天热量摄入控制在 1500 ~ 1800 kcal，增加水果、蔬菜的摄入，同时多吃富含膳食纤维的食物（燕麦）。因为膳食纤维饱腹感强，而且热量低，是帮助减肥的好食品。

运动建议：每周运动 3 ~ 5 次，每次 60 ~ 90 分钟，可以选择跑步、游泳、球类运动。运动后要多按摩、多拉伸肌肉及关节。

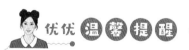

虽然实胖、虚胖的减肥方法有所差别，但有一点是相同的：养成良好的生活习惯。很多研究告诉我们：熬夜会使人发胖，久坐久卧会使人发胖，压力大会使人发胖，劳倦过度会使人发胖（如熬夜、经常加班），经常忧虑、郁郁寡欢也容易使人发胖。

04 减肥有泄也有补，这样做越补越瘦

主讲专家：北京中医药大学东直门医院大内科主任医师赵进喜

肥胖为万病之源，很多慢性疾病都是以肥胖为基础逐步发展而来的。中医将人分为多种体质，辨对体质，才能有针对性地减肥。

对于实证肥胖，我们要用泄法；而对于虚证肥胖，我们要用补法，越补才会越瘦。

★ 虚胖是如何形成的 ★

1. 喜欢重口味饮食

虚胖的人总是喜欢吃太咸、太辣和过于油腻的食物。总是高盐饮食，摄入的钠离子可阻碍身体排出多余水分，引起水肿，造成虚胖。

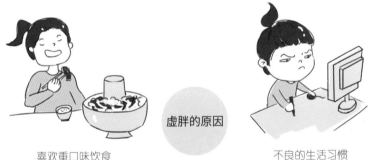

喜欢重口味饮食　　　　虚胖的原因　　　　不良的生活习惯

作息时间不规律

2. 作息时间不规律

虚胖的人作息不规律、喜欢熬夜。晚上是身体排毒和休息的时间，如果总是熬夜，就会影响其正常运转，不利于毒素和废物排出体外，久而久之形成虚胖。

3. 不良的生活习惯

长时间坐着、喝水太少或一日三餐不定时、不定量等不良生活习惯，会降低基础代谢率，久之形成虚胖。

★虚胖原因为脾胃失调，多为阳虚★

阳虚不一定会导致虚胖，但虚胖者绝大部分是阳虚体质。阳虚会导致一个重要的问题——脾胃功能失调，身体和脏腑功能减弱和衰退。虚胖本身只是阳虚导致的结果之一。

阳虚导致的虚胖会引发一系列身体问题：四肢不温，怕冷又怕热，便溏（大便软、不成形），皮肤暗黄、松弛、多油、多斑、没弹性，新陈代谢和消耗减慢，内脏功能衰退，失眠多梦、食欲强、多汗，容易疲倦、懒动、水肿、中气下陷（内脏下垂）等。

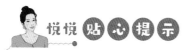

悦悦 贴 心 提 示

在日常饮食中，我们要多吃有健脾养胃功效的食物，如山药、薏米、莲藕、大枣等。当然，坚持体育锻炼也是一种不错的方法。

除生活规律外，还要按时吃饭休息，少吃生冷食物，少吃寒凉性水果，如西瓜、梨、柿子、柚子等。

正常情况下，食物进入胃后经过初步消化，其精微、营养部分被脾带走，上输给肺。肺朝百脉，通过血液循环将精微输送到全身各处并滋养五脏六腑。

如果脾出现问题，失去健运，营养物质就会全部堆积在身体内，久之引起肥胖。因此，要解决肥胖，一定要先健脾益气，改善阳虚体质。

★大医生瘦身偏方推荐★

越补越瘦茶

1. 处方

炒苍术 9 ~ 15g，人参叶 6 ~ 12g，甜菊叶 10g，炒麦芽 9 ~ 12g。

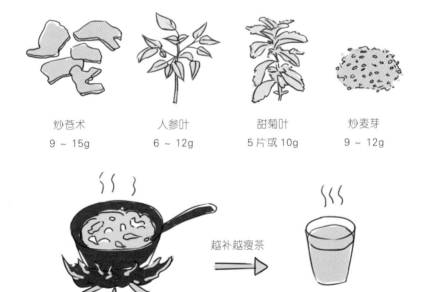

炒苍术　　　　　人参叶　　　　　甜菊叶　　　　　炒麦芽
9 ~ 15g　　　　　6 ~ 12g　　　　　5 片或 10g　　　　9 ~ 12g

越补越瘦茶

2. 方义说明

《神农本草经》中记载，苍术能轻身不老、健脾除湿。人参叶富含人参皂苷，对血脂有很好的调节作用，其含有的人参多糖对血糖也有很好的稳定作用。甜菊叶可以帮助消化、清热生津，辅助降血压、血脂，促进胰腺、胃肠功能。炒麦芽可消食导滞。

3. 煎煮和服用方法

除甜菊叶外的药材加水煮制，将药汤滤出，倒入杯中，加入甜菊叶一同浸泡 15 分钟，即可饮用。

贴肚脐方

1. 用法

将肉桂、花椒按 1 ：1 的比例配比并打成粉，用蜂蜜调和一下。可以每晚睡前贴在肚脐上，第二天早晨起来揭掉。

2. 方义说明

肉桂性热，味甘、辛，能温肾助阳、引火归元。花椒性温，有温通气血和经脉的作用。

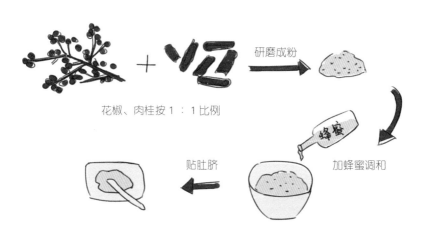

花椒、肉桂按 1 ：1 比例　　研磨成粉

加蜂蜜调和

贴肚脐

林国乐医生 小 讲 堂

Q
读者

除了以上要点，痰湿肥胖者平时还要注意哪些事项?

A
医生
梦之队

1. 合理补充蛋白质

建议适当增加热量摄入，多吃富含优质蛋白质的豆类、奶类、肉类和蛋类等，如牛奶、鸡蛋、鱼肉、瘦牛肉及鸡胸肉等，促进肌肉增长，消除水肿，改善虚胖体质。

2. 保持清淡饮食

饮食以低糖、低油、低盐为主，尽量少吃刺激性太强及过于油腻的食物。

3. 保证良好的睡眠

傍晚散散步，睡前喝一杯牛奶，或吃一些有利于睡眠的中药等，可改善睡眠质量。

4. 用热水泡澡、泡脚

每周保证至少 3 次睡前用热水泡脚，有条件的最好泡个温水澡，这样既能促进血液循环，又能强化新陈代谢，更利于减肥。

05 耳穴压豆减肥法，"硬肚子"人群看过来

主讲专家：北京中医院大学东直门医院针灸科主任医师倪金霞

当今社会，随着人们对减肥的关注，出现了越来越多的减肥方法，耳穴压豆也成为很多减肥人士首选的减肥方法。这种方法不仅无痛、无副作用，还能在帮助减肥的同时治愈一些疾病。

要明确的一点是，耳穴压豆减肥法虽然不错，但其实更适用于实胖者，也就是"硬肚子"人群。

★什么是耳穴压豆★

我们的耳朵本身像一个倒置的胎儿，上面分布着代表全身各个部位的全息穴位。耳郭的神经、血管最为丰富，刺激耳甲廓、耳甲腔等处，有调整机体内分泌系统及内脏功能的作用。刺激耳朵上的迷走神经，可影响胰岛素分泌水平，进而抑制食欲，达到减肥的目的。

★耳穴压豆主要用王不留行籽★

耳穴压豆也叫压籽、埋豆，在临床上一般都是用王不留行籽，因为王不留行籽表面润滑、大小均匀、硬度适中，放在胶布中间，贴在耳穴上，可以很好地刺激穴位。

如果没有王不留行籽，也可以用表面光滑、大小均匀、硬度适中、直径在2毫米左右的油菜籽、莱菔子等。不要选表面不光滑的，否则压起来会很痛；太软的不建议用，籽太大的也不要用，因为会使刺激的穴位不准确，不能起到良好的治疗和减肥作用。

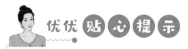

一般来说，耳穴压豆可以选择 4 个穴位点，即胃、饥点、内分泌、神门。

刺激按压胃和饥点，能辅助降低食欲。刺激按压内分泌穴，能调整人体气化功能，加速废物的排泄。刺激按压神门穴，可减慢胃肠蠕动，抑制过强的食欲，减少饮食的摄入量。

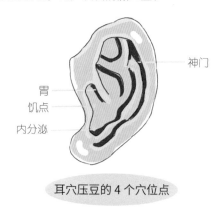

神门
胃
饥点
内分泌

耳穴压豆的 4 个穴位点

★耳穴压豆的具体按压方法★

耳穴压豆减肥法的疗效为 1 个月减重 2 ~ 2.5kg。贴 4 个常用的穴位就可以了。贴一侧耳朵即可，当然也可以贴两侧耳朵。一般 1 次贴 3 ~ 5 天。自己每天都要按一按，按时感觉有酸、胀、麻的感觉就可以，不要使太大力气。一般一个穴位按摩 1 ~ 2 分钟，每天按 3 ~ 5 次。

对减肥人士来说，贴 3 个月为 1 个大疗程，贴 1 个月为 1 个小疗程。只要坚持做，就会有帮助。或者自己用手指按揉相应的穴位点，也会有一定作用。

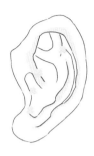 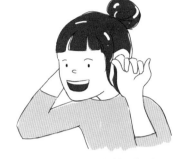

贴 4 个常用穴位　　　每个穴位按摩 1 ~ 2 分钟，每天 3 ~ 5 次

耳穴压豆减肥法

  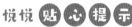 悦悦贴心提示

　　耳穴的操作是很讲究技术含量的，找对穴位、找准穴位、贴对、手劲、刺激时间等细节都很重要。最好到正规医院进行操作。

耳穴压豆的其他减肥常用耳穴

常用耳穴		脾、胃、肝、肺、肾、饥点、口、三焦、内分泌、大肠、小肠、肩、胸、腹、臀、腿等
辨证取穴	胃热湿阻型	胃、脾、肺、饥点、口、大肠
	脾虚湿困型	脾、肺、三焦、小肠、口
	气滞血瘀型	肝、肾、肺、内分泌
	脾肾两虚型	肝、肾、脾、肺、小肠
	肾阴虚型	肾、肝、脾、内分泌、肩、胸、腹、臀、腿

王子函医生 小讲堂

Q 读者

耳穴压豆减肥法有哪些注意事项?

A 医生
梦之队

年老体弱或初次治疗的患者，治疗前应适当休息，手法应轻柔，刺激量不宜过大。

每次耳穴压豆不宜过多，一般取 3 ~ 5 个穴位便可，最多不宜超过 10 个。

贴压后患者自行按摩时，以按压为主，切勿揉搓或过度重按。

妇女怀孕期间应慎用此疗法，尤其不宜用在子宫、盆腔、内分泌、肾等耳穴上。

对严重心脏病、高血压患者不宜进行强烈刺激。

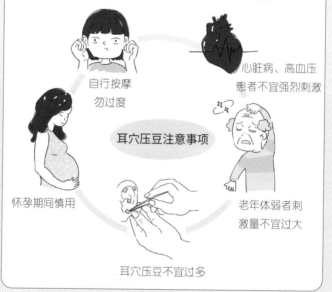

自行按摩
勿过度

心脏病、高血压
患者不宜强烈刺激

耳穴压豆注意事项

怀孕期间慎用

老年体弱者刺
激量不宜过大

耳穴压豆不宜过多

214

06 穴位埋线、经络按摩，轻松对付"软肚子"

主讲专家：北京中医院大学东直门医院针灸科主任医师倪金霞

穴位埋线减肥是根据患者的个体差异、不同症状、不同肥胖原因进行辨证选穴，然后用埋线器具将胶原蛋白线植入相应穴位，通过线体对穴位产生刺激作用（线在体内 15 ~ 20 天自然被溶解吸收），达到疏通经络、调和气血的作用，改善内分泌。

穴位埋线减肥法，一方面，抑制了肥胖者亢进的食欲和亢进的胃肠消化吸收功能，从而减少热量的摄入；另一方面，通过调节患者的内分泌系统，促进体内脂肪分解以达到减肥目的。

易反弹、"软肚子"这个类型的肥胖者可以用穴位埋线减肥法，1 个疗程最多可以瘦 10kg。

★穴位埋线的线体是什么★

穴位埋线常用的线体是胶原蛋白线。这个胶原蛋白线可以被人体吸收、代谢。通常用的埋线针是一种特殊针具，把一段胶原蛋白线打到穴位里。这个线留在穴位里之后，就会长时间刺激穴位。通过针刺和这个线的双重作用，起到减脂瘦身的作用。

胶原蛋白线大概是头发丝那么细。一般 2 周左右，身体会把它吸收、完全代谢掉。

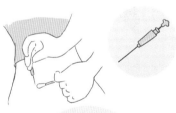

穴位埋线

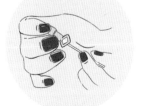

埋线针具

★ 穴位埋线减肥法的最大优点 ★

穴位埋线减肥法的最大优点是无任何毒副作用，能保证减肥过程中身体健康和精力旺盛，同时兼治伴随肥胖出现的一些疾病，如痤疮、疲劳综合征、便秘、月经失调（月经周期过长、月经量过少或闭经）、性功能减退（女性性冷淡、男性阳痿、早泄）、高血压、高脂血症、脂肪肝等。

★ 穴位埋线减肥法的要领 ★

减肥的患者应该是已成年的肥胖者，这类人群比较容易调整机体的代谢功能，顺利促进脂肪分解，从而达到降脂减肥的目的。

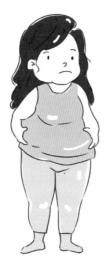

成年的肥胖者

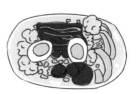

配合饮食效果更好

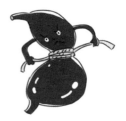

拒绝"饥饿疗法"

穴位埋线减肥法的要领

　　穴位埋线减肥法配合饮食，效果更佳。控制饮食的原则是：不饿不吃，饿了再吃，多吃青菜及瘦肉、蛋类，吃到 7 分饱即可，不吃甜食、肥肉、土豆、藕、粉条等。

　　穴位埋线减肥法不主张"饥饿疗法"。与众多减肥方法不同的是，在埋线减肥的过程中，不强调过度控制饮食，尤其不主张采用"饥饿疗法"。

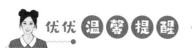

　　儿童、孕妇及皮肤病、传染病患者不宜采用此疗法。穴位埋线后，为防止感染，穴位处 24 小时内不能碰水，1 周之内不能吃鱼、虾等发物。

穴位埋线减肥法的注意事项

◆前 2 ～ 3 天埋线部位会比较酸痛，注意休息，很快就能缓解。

◆有的人可能会出现腹泻，这是身体在排毒，不必服用止泻药。

◆埋线部位几天后有瘀青，是因为埋线时毛细血管渗血造成皮下出血，不用紧张，1 ～ 2 周后会自行吸收消散。埋线 1 ～ 2 天后，热敷埋线处可加快胶原蛋白吸收。

◆埋线后有些人会出现低热，过 1 ～ 2 天就会好，可不用药。

◆有些人会有轻微过敏反应，出一点小红疹，可在医生指导下服用抗过敏药物，或不处理，等它自愈。

◆女性月经期间不宜做穴位埋线。

通常以 2 ~ 3 次为 1 个疗程。1 次穴位埋线减肥作用可持续 15 ~ 20 天。一般 1 次就能见到减肥效果，1 个疗程体重可下降 3.5 ~ 10kg。另外，对腰围、臀围、腿围、臂围等也会有一定塑形效果。

 李建平医生 小 讲 堂

Q 读者

穴位埋线减肥法是线埋在身体哪个部位就能瘦哪里吗？

A 医生 梦之队

不是。穴位埋线减肥法主要是将胶原蛋白线埋入患者的脾经和胃经相应穴位上，通过人体对蛋白线的吸收来刺激穴位，从而调节患者内分泌系统，达到整体减肥的目的。

Q 读者

穴位埋线减肥时会痛吗？

A 医生 梦之队

应该说不痛，但还是有针刺的酸胀感，具体程度要视每个人对酸胀感的敏感度。一般来说，针扎进去的时候会觉得像被小虫子咬了一下，有点麻麻的感觉。比起平时打针来说，没有那么痛。

07 选对药材，自制健康瘦身茶

主讲专家：北京中医药大学东直门医院大内科主任医师赵进喜

从中医角度来说，有些药材具有非常好的瘦身、减脂效果，适当饮用确实能在一定程度上帮助减肥。如果选错了药材，效果则会适得其反。下面是为减肥人士推荐的十几款减肥茶方，大家可以根据自己的体质和实际情况加以选择。

山楂菊花茶

材料： 山楂、菊花和枸杞子各等量。

做法： 可以开水冲泡或用水煮开，代茶饮用。

功效： 化瘀消脂、清凉降压、减肥轻身。此茶方主要适用于实胖者、高脂血症和高血压患者。

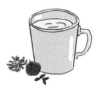

山楂菊花茶

薏米茶

材料： 薏米 10 克，干荷叶 60 克，陈皮 5 克，山楂 10 克。

做法： 所有材料一起加水熬煮，浓淡依个人口味调配，每天喝 1 剂。

薏米茶

功效： 薏米可以促进新陈代谢，有利尿、消水肿的作用。这样，脂肪容易被燃烧，有助于增强减肥的效果。如果单纯是水潴留造成的浮肿，推荐使用此款茶方。

荷叶茶

材料： 干荷叶适量。

做法： 干荷叶研磨成粗末，以开水冲泡，代茶频饮。

荷叶茶

功效： 荷叶有利尿的作用。喝了这款茶，不仅会利尿，大便也会变得畅通，大便量也会增多。可以辅助治疗便秘与消除身体水肿，达到减肥目的。

丹参茶

材料： 丹参、绿茶、何首乌、泽泻各 10 克。

做法： 加水熬煮，代茶饮，每天 1 剂。

功效： 常喝此款茶，不仅能消除疲劳，还能清宿便，改善便秘情况，消除脂肪，从而达到瘦身的目的。

丹参茶

注意： 何首乌、泽泻大量使用有一定的肾毒素，注意控制好用量。

杜仲茶

材料： 杜仲、绿茶、干山楂各适量。

做法： 将杜仲和干山楂清洗干净，沥干水分后加入绿茶，倒入刚烧开的沸水，然后把泡的第一杯水倒掉。

杜仲茶

过滤的绿茶和山楂再倒进茶壶中，加入开水，然后加盖闷 5 分钟即可。

功效： 此款茶具有减少体内脂肪的功效，经常喝还有抑制血压升高的作用，而且可以促进身体里的脂肪燃烧，加速体内新陈代谢，轻轻松松减掉肥肉。同时，杜仲茶还有恢复肌肉和骨骼力量的作用。

双乌茶

材料： 乌龙茶 5 克，何首乌 30 克，干山楂 20 克，冬瓜皮 20 克。

做法： 将何首乌、冬瓜皮和干山楂同时放进锅里加水煮，然后滤渣取汤汁，以其汤汁来冲泡乌龙茶，就可以直接饮用了。

双乌茶

功效： 这款双乌茶可以清肝明目，同时有减肥的功效，适合各种肥胖患者饮用。

五苓消肥汤

材料： 白术 9 克，茯苓 15 克，泽泻 2 克，玉米须 30 克，桂枝 6 克，半夏 9 克，厚朴 9 克，砂仁 6 克，广木香 6 克，山楂 15 克，鸡内金 9 克，甘草 3 克。

做法： 水煎，每天服用 1 剂，早、晚服用。

功效： 这款茶方可以治疗脾虚湿困型肥胖症。

五苓消肥汤

防己黄芪汤

材料： 防己 6 克，黄芪 15 克，白术 10 克，炙甘草 9 克，生姜 6 克，大枣 4 枚。

做法： 水煎，每天服用 2 次即可。

功效： 这款茶方非常适合实胖患者，每天坚持喝，6 个月就可以有明显的改变。这款茶方尤其适合肌肉结实型肥胖人士。

防己黄芪汤

茵陈减肥茶

材料： 茵陈、桑葚、决明子、干山楂、干荷叶各等量。

做法： 将上述药材研成末，每次取 3 ~ 6 克，每天调服 1 次。

功效： 疏肝理气、清热祛湿、降血脂、减肥瘦身。

茵陈减肥茶

车前草荷叶茶

材料： 干荷叶、车前草各等量。

做法： 以上药材共研末，15 ~ 30g 为 1 袋。每天早晨起床后及每天晚上睡前各取 1 袋，用沸水 250 毫升浸泡 10 ~ 15 分钟，后服用。30 天为 1 个疗程，结

车前草荷叶茶

束后断药 2 周，接着服用下一个疗程。

功效： 清热利湿、降血脂、减肥瘦身。

山药决明子茶

材料： 山药 30 克，决明子 30 克。

做法： 将山药、决明子炒过后研末。每次取 5 克冲
服，每天 3 次。

功效： 补气血、健脾胃、祛湿降脂。

山药决明子茶

决明子海带汤

材料： 决明子 15 克，海带丝 10 克。

做法： 水煎，滤掉决明子，吃海带、饮汤。

功效： 降脂、利水、降血压，适合高血压、冠心病
及肥胖者。

决明子海带汤

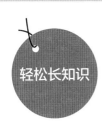

轻松长知识

人体自带的"变瘦机关"

有研究指出,有 75% 的肥胖者胰岛素水平降低之后,体重会跟着降下来。不用运动,不用少吃,只要设法降低胰岛素水平就可以变瘦。也就是说,如果胰岛素水平没有下降的话,少吃也可能不会变瘦。

降低胰岛素水平有几个过程,我们要做好下面 3 点:

1. 降低胰岛素水平

一般来说,碳水化合物刺激胰岛素分泌的作用最大,尤其是精制淀粉、土豆、含糖饮料等。蛋白质也会刺激胰岛素分泌,但是没有碳水化合物的刺激作用强烈。油脂的摄入则完全不会刺激胰岛素分泌。如果我们想要不过分刺激胰岛素分泌,在选择食物时,少吃碳水化合物类食物,尽量选择升糖不会太快、不会刺激胰岛素短时间大量分泌的食物。

面包　　　　　土豆　　　　含糖饮料

碳水化合物类食物刺激胰岛素分泌的作用最大

2. 稳定血糖水平

胰岛素水平比较稳定之后,食欲也会开始下降。这时,我们要开始尝试减少碳水化合物的摄入。当然,不需要完全戒除碳水化合物,要摄入适量碳水化合物来避免甲状腺和肾上腺的问题。如果不想一一查询碳水化合物含量,可以大量地吃叶菜类蔬菜,不仅可以清除宿便、稳定血糖水平,还可以避免长期生酮饮食带来的副作用,一举多得。

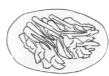

多吃叶菜类蔬菜
清宿便,降血糖

3. 补回碳水化合物

体重下降达到一个平衡点之后，就要开始把碳水化合物慢慢补充回来。可以先从每天中午吃 1 个红薯或 1 碗糙米饭开始。这个时候，一定要通过计算 TDEE (每日能量总消耗) 来摄取每天的热量，再配合运动锻炼和均衡饮食，才能维持体重。

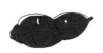

每天中午 1 个红薯或 1 碗糙米饭

Chapter 5

超简单运动减肥法，
懒人使用更有效

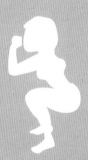

01 运动减肥的三大法宝

主讲专家：北京第三医院运动医学研究所运动营养研究室主任常翠青

　　运动减肥法是众多减肥方法中能健康减肥、有效瘦身的方法之一，选择适合自己的运动方式，注意运动安全，经过一段时间的坚持，往往会有很明显的减肥效果，但运动前后和运动过程中要注意 3 点，也可以把这 3 点称为"三大运动法宝"，这样减肥才会事半功倍。

★法宝一：运动前要补充一定水分★

　　运动前可以适量地喝一点绿茶或红茶等，茶可以补充水分。另外，茶本身含有茶多酚和儿茶素，可以促进体内脂肪的燃烧，使运动减肥有更好的效果。

★法宝二：运动时要穿舒适和透气性比较好的衣服和鞋子★

　　运动时，穿的衣服不透汗，容易引起一系列不适。

　　特别要提醒大家，在运动减肥的时候，一定要注意运动安全。运动时，尽量穿宽松、轻便、舒适、不影响运动的衣服。天气较热时，还要注意穿透气性能比较好的衣物，使运动时身体散发的热量尽快消散掉。另外，运动期间可以准备一块毛巾，方便及时擦汗。

　　运动时，最重要的是选择合适的鞋子。穿着舒适的鞋子进行运动，能够保证运动质量，减少疲劳感。

★法宝三：长时间运动后，最好喝一些运动饮料★

运动饮料是通过调整饮料中各种营养素的成分和比例，在一定程度上能调节人体功能，不以治疗疾病为目的的饮料。主要包括运动饮料、能量饮料及其他具有保健作用的饮料。

运动饮料中除了水、糖、钠、钾外，也含有一些维生素和其他矿物质。要强调的是，添加了钾元素的饮料才是真正的运动饮料。

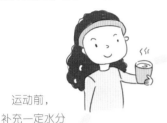

运动前，
补充一定水分

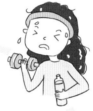

大量运动后，
喝一些运动饮料

运动减肥三大法宝

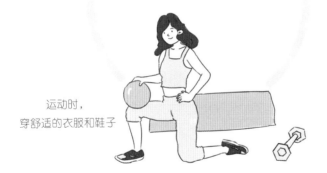

运动时，
穿舒适的衣服和鞋子

运动饮料中含有的元素量标准

钠	5 ~ 120mg/100ml	钾	5 ~ 25mg/100ml
维生素C	不超过12mg/100ml	维生素B$_1$	0.3 ~ 0.5mg/100ml
维生素B$_2$	0.2 ~ 0.4mg/100ml		

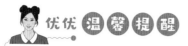

优优 温馨提醒

什么情况下要喝运动饮料?

　　高强度运动而且运动时间超过 1 小时的人适合喝运动饮料。如果运动量不太大,一般来说,体内的电解质并不会有特别多的流失。如果运动是为了控制体重,那么在并不太剧烈的运动之后喝运动饮料,其中的糖分摄入则会影响减重效果,不建议喝。

★运动时穿什么样的鞋合适★

1. 轻便

如果鞋子很重,运动路程太远,容易造成下肢疲劳或关节受伤,所以应

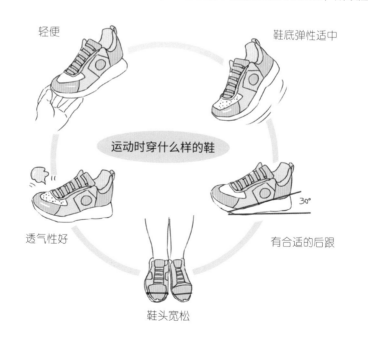

运动时穿什么样的鞋

轻便　　　　　　　　　　　　鞋底弹性适中

透气性好　　　　　　　　　有合适的后跟

鞋头宽松

该穿轻便的运动鞋。

2. 鞋头宽松

最好选择前部（鞋头）略宽一些的鞋子，如果鞋的前部偏窄，脚趾不能充分伸展，就会相互挤压，导致脚趾摩擦起泡等。

3. 鞋底弹性适中

鞋底最好是有一定弹性的，但又不宜太过柔软。弹性适中的鞋子能有效缓冲地面对脚的冲击力。

4. 透气性好

鞋子的透气性好，可以使运动时脚部产生的汗液及时排出并干透。

5. 有合适的后跟

运动鞋的后跟最好有一定高度，鞋底和地面夹角在 30° 左右时，能最大限度地减少地面对脚的冲击力。

 金铂医生 小讲堂

Q 读者

为什么运动后不建议喝冷饮？

A 医生 梦之队

夏季，很多人运动后会通过喝冷饮给自己降温，但事实上，身体刚运动完就喝冷饮会伤害胃肠。这是因为运动锻炼会使大量血液流向肌肉和皮肤，而消化系统则处于缺血的状态，这时如果快速饮用大量冷饮，会在短时间内降低胃里的温度，同时冲淡胃液。轻者出现消化不良、呕吐、腹泻，严重者会出现慢性胃炎、胃溃疡等胃部疾病。

02 促进燃脂的 1 分钟减肥运动法

主讲专家：北京协和医院内分泌科主任医师朱惠娟

运动减肥是很多人偏爱的减肥方式之一。不同的运动方式，燃脂的功效是不一样的，选对方法才可以有效缩短瘦身的时间。

有研究测量过有氧运动中不同能量的供能变化，在运动后的第 1 分钟，人体的脂肪供能（燃脂）比例在 40% ~ 50%，而 10 分钟后，这个比例会提升到 50% 以上，达到峰值。

★燃脂需要把握的 3 点★

第一，强度：可以用心率、主观本体感受、呼吸节奏等来判断或测量。

第二，时间：持续运动的累计时间。

第三，频率：每周锻炼的次数。

★哪些动作的燃脂效果好★

1. 跪式俯卧撑

跪在垫子上，然后上半身趴在垫子上，把双手放到胸两侧的位置。腹部收紧，撑起来上半身之后挺胸收腹，然后向下压，直到胸部贴到垫子上，然后再撑起来。在 1 分钟之内可以尽可能多做几次。

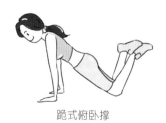

跪式俯卧撑

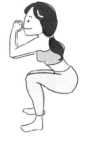

2. 深蹲运动

深蹲动作虽然简单易做，却不是谁都能坚持做下去的。这是因为深蹲对热量、脂肪和氧气的消耗很大，而且需要调动上半身和下半身的力量，基本上做 1 分钟左右就会感到腿酸难受、全身冒汗。

深蹲运动

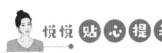

悦悦 贴 心 提 示

深蹲运动分为徒手深蹲和负重深蹲，动作是一样的。首先需要宽距站位，站位的距离就是两脚略宽于肩宽。脚尖向外微微打开，两手交叉放于胸前，或叉腰或放于背后都可以，然后完全折叠髋部，膝盖向脚的方向打开。

负重深蹲就是手里举着哑铃等重物，然后做深蹲运动。当然，负重会让身体更累，燃脂的效果相对好一些。

3. 卷腹

卷腹这个动作和仰卧起坐很像，但是动作做起来却比仰卧起坐简单。仰面平躺在垫子上，双膝弯曲，然后利用腰腹的力量让上半身起来，再躺下。每次做 30 ~ 50 个，最好连着做完。实在做不了时可以适当休息 30 秒，或者减少做卷腹的个数。

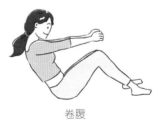

卷腹

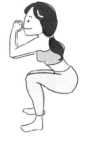

卷腹这个动作对腹部的脂肪燃烧效果非常好。在做卷腹运动时，全身肌肉都参与进来，腿部肌肉也起到很好的支撑作用。所以，很多人在做这个动作的时候，差不多 1 分钟就能做完，还会流很多汗，坚持做，会有明显的减肥效果。

4. 原地登山跑

俯身趴下，双掌撑在地上。双腿向后蹬直，身体由双手和双脚共同支撑起来，背部挺直。双腿轮流向上做提膝活动。提膝时，膝盖要到达胸部位置，动作要连贯，如果运动过程中身体过度摇晃，可以适当放慢速度。

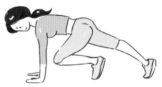

原地登山跑

5. 波比跳

双脚保持并拢，双腿伸直，上半身挺直，双臂向上伸，越过头顶，同时跳跃一下。落地时，顺势将身体向下趴，用双臂撑住身体，在自己的肩膀下方位置把双臂伸直、撑住。双腿向后分开很大的距离，伸直，用脚尖接触地面。稍作停顿，再将双脚跳回到自己臀部下方位置，双脚并拢。同时，双手抬离地面，顺势向上跳跃一下，继而重复这个动作。

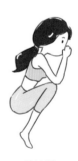

波比跳

上面几个动作看似很简单，但如果能认真去完成，也会让你气喘吁吁，并且感觉身体很累，消耗很多热量。做这些动作每次只需 1 分钟，就可以让脂肪无处可躲。

03 间歇性高效燃脂运动法，懒人最爱

主讲专家：北京医院内分泌科主任医师郭立新

北京宣武医院营养科主任李缨

高效燃脂运动法，也称为间歇性高强度运动或抗阻运动。现在很多人都有一个运动误区，有的人会说今天走了 2 万步，或者走了 2.5 万步，也是减肥运动。其实他们走的 2 万多步只是以恒定的速度在走，不出汗，也不会感到累。即使迈着八字步走 3 万步，收益也非常小。事实上，这种运动方式对减肥来说没什么帮助。

对减肥而言，如果心脏没有问题的话，需要的运动是高强度运动或抗阻运动，甚至拿 2 瓶矿泉水做扩胸运动，也属于轻微的抗阻运动。高强度运动加抗阻运动，虽然运动时间短，但燃脂效果非常好。

★什么是间歇性高强度运动★

间歇性高强度运动，是一种让人在短时间内进行全力、快速、爆发式锻炼的运动。这种运动方式可以让人在短时间内心率提高并且燃烧更多热量，是一种由不同动作组合的运动，以往多用于专业运动员，配合力量训练以改善运动耐力的训练方式。

★大医生推荐间歇性高强度运动方式★

下面介绍几种间歇性高强度运动方式，大家可以根据自己的实际情况进行选择。

1. 按压腹部

双手交叉，放于腹部，呼气的同时用力向里按压，向外呼气，始终保持手对腹部的一个压力。呼气到最大极限时，手一直是向里按压的。节奏为 5 秒一吸一呼，一组为 6 次，时间为 30 秒。这个抗阻力腹部呼吸运动做 5 组就可以，一共是 2.5 分钟，可以有效地消耗腹部的内部脂肪。

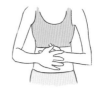

按压腹部

2. 深蹲侧抬腿

双脚分开，与肩同宽站立，挺直腰背部。双手于胸前握拳，保持背部挺直，臀部向后坐。屈膝下蹲，至大腿与地面平行或稍低后起身。起身的同时向侧上方抬起一条腿，之后还原身体。站稳后再次屈膝下蹲，并在起身时向侧上方抬起另一条腿。

整个运动过程中保持背部挺直，膝盖与脚尖方向保持一致。节奏为 5 秒一吸一呼，一组为 8 次，时间为 40 秒。这个运动方式做 4 组就可以，一共是 2 分零 40 秒，可以有效去除大腿脂肪。

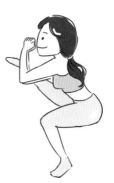

深蹲侧抬腿

3. 深蹲跳

双脚打开，略宽于肩部站立，挺直腰背部，双手置于耳旁或垂于体侧，保持背部挺直。臀部向后坐，屈膝下蹲，至大腿与地面平行时起身。起身的过程中向上跳起，双脚落地时再次屈膝下蹲。

整个运动过程中保持背部挺直，膝盖与脚尖方向

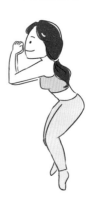

深蹲跳

保持一致。节奏为 5 秒一吸一呼，一组为 6 次，时间为 30 秒。这个运动方式做 5 组就可以，一共是 2.5 分钟，可以有效去除大腿和臀部的脂肪。

4. 支撑开合跳

　　俯身，双臂在肩部正下方伸直，手肘微屈，背部挺直。双腿向后并拢伸直，保持身体稳定，不要过度晃动。双腿向外跳开后，

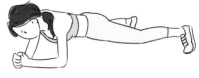

支撑开合跳

再向内跳回，保持节奏均匀，动作有弹性。节奏为 5 秒一吸一呼，一组为 6 次，时间为 30 秒。这个运动方式做 5 组就可以，一共是 2.5 分钟，可以有效去除大腿和小腿的脂肪。

5. 高抬腿

　　双腿微微分开站立，挺胸收腹，双臂垂于身体两侧，保持背部挺直，抬高双腿交替原地跑，每次抬腿时尽量让大腿到达髋部高度。整个运动过程中，双臂随着腿部动作自然前后摆动。节奏为 5 秒一吸一呼，一组为 6 次，时间为 30 秒。这个运动方式做 5 组就可以，一共是 2.5 分钟，可以有效去除大腿、小腿和臀部的脂肪。

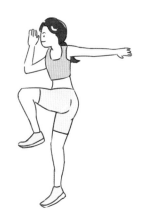

高抬腿

6. 左右弓步跳

　　双脚前后站立，挺直腰背部，上半身微微前倾。双臂位于体前，屈膝下蹲，至前侧大腿与地面平行后起身。起身的同时双腿向上跳起并转身，使身体转向另一侧。然后再次屈膝下蹲，至前侧大腿与地面平行后起身并跳起。

注意整个运动过程都要保持背部挺直，膝盖与脚尖方向保持一致，下蹲时后侧膝盖不要着地。节奏为 5 秒一吸一呼，一组为 6 次，时间为 30 秒。这个运动方式做 5 组就可以，一共是 2.5 分钟，可以有效去除大腿和小腿的脂肪。

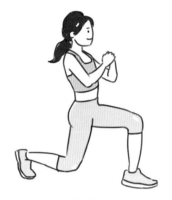

左右弓步跳

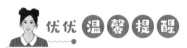

在运动过程中，可以根据动作幅度、跳跃高度、动作速度等因素来适当调节运动强度，从而使得运动更适合自己的节奏。

运动结束以后，再累也不要直接躺下不动，而是让自己逐渐放松下来。

04 激活棕色脂肪活跃度，加快减脂组合法

主讲专家：北京医院内分泌科主任医师郭立新

德国莱比锡大学研究发现，我们身体内有一种神秘的物质，如果把它激活，可以促进身体脂肪的燃烧。这种物质就是棕色脂肪，是存在于身体的一种脂肪组织。

脂肪分为白色脂肪和棕色脂肪。白色脂肪主要是储存热量的。我们之所以胖，就是白色脂肪太多。棕色脂肪主要是产热，促使白色脂肪分解，将其转化成二氧化碳、水和热量，而棕色脂肪本身不储存热量。

★认识棕色脂肪★

婴幼儿期，棕色脂肪相对较多，进入成年期后，棕色脂肪相应减少了。

人体的绝大部分脂肪都是白色脂肪，用来储存摄入的多余热量。棕色脂肪与白色脂肪不同，棕色脂肪可以燃烧脂肪以产生热量（在适当的条件下）。

当棕色脂肪被完全激活时，产生的热量是身体其他组织的 300 倍。每天只消耗 50g 棕色脂肪就能消耗几百卡路里，相当于做 30 分钟的运动。大多数成年人的身体里都有少量棕色脂肪。

★棕色脂肪在身体中的位置★

经过科学仪器扫描人体后发现，棕色脂肪通常位于颈部两侧，或者肩部和上臂（位于锁骨上方的区域），其他常见的位置包括肩胛骨之间的上背部和上部脊椎的两侧。

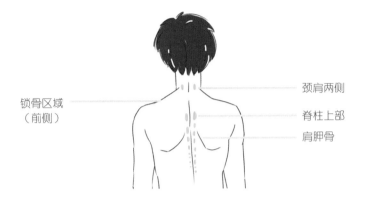

颈肩两侧

锁骨区域
（前侧）

脊柱上部

肩胛骨

★棕色脂肪和白色脂肪★

棕色脂肪和白色脂肪的共同点是，细胞内都含有脂肪组织，所以它们都叫脂肪。

棕色脂肪和白色脂肪的不同点在于：

白色脂肪广泛分布在身体各个部位，如皮下、内脏周边。

棕色脂肪在婴幼儿和冬眠的动物体内较多，主要在肩胛处。一般来说，随着年龄的增长，棕色脂肪越来越少，甚至消失，成年人的棕色脂肪都很少。

棕色脂肪的脂肪细胞体积小，却含有大量线粒体，线粒体是一个能量转换工厂，是直接将脂肪转换为热量的小型加工站。

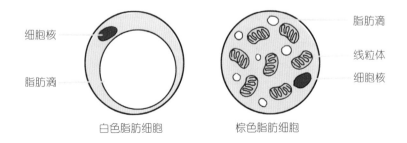

细胞核

脂肪滴

脂肪滴

线粒体

细胞核

白色脂肪细胞

棕色脂肪细胞

★ 体内棕色脂肪数量及燃烧热量比 ★

根据刊登在《新英格兰医学期刊》的一项研究显示，受测成人锁骨上方棕色脂肪组织平均重 63g，若都能充分激活，一年便可燃烧相当于 4.1kg 脂肪的热量。此外，2014 年 6 月《自然》期刊上有文章也指出，成人体内有 50 ～ 80g 棕色脂肪。换句话说，棕色脂肪虽然只约占成人体重的 0.1%，最佳情况下却能燃烧每天基础代谢量 10% ～ 20% 的热量，是一种效率极高的能量转换方式。

激活棕色脂肪燃脂时的心率（次/分钟）＝（220- 年龄）×50% 至（220- 年龄）×70%

★ 激活棕色脂肪这样做 ★

由于个体的差异，不同人体内的棕色脂肪含量差别很大，少的人只有 50g，多的人有 200g。平时如何才能激活这些棕色脂肪？

1. 通过"感冻"激活

在受寒的时候，动物和人体内的一些白色脂肪会转化为棕色脂。

有一项实验研究，让一些志愿者待在 17 ～ 19℃的房间里 2 小时，然后躺到 PET 机器里扫描；另一些志愿者则待在温暖的环境里。结果发现，待在 2 小时的低温房间里的志愿者肩颈部脂肪组织的葡萄糖代谢量增加了 15 倍。实验表明，低温不仅能增加身体耗能，还能减少白色脂肪，增加棕色脂肪。

还有一项研究发现，每天待在 17℃的房间里 2 小时，连续 6 周后，人体的白色脂肪含量减少了，而棕色脂肪的体积增加了。更让人意想不到的是，不仅那些本来棕色脂肪就多的人出现了这种反应，那些身体里没有棕色脂肪或检测不出棕色脂肪的人"感冻"后，棕色脂肪也被检测出来了。

2. 通过吃辣激活

有研究者尝试了其他刺激棕色脂肪的方法，那就是吃辣。原来，低温通过刺激瞬时感受器电位通道，一步步刺激下丘脑，增加周围神经系统的反应，从而调动棕色脂肪细胞。研究者发现，辣椒里的辣椒素酯（辣椒里的一类有机物，辣度只有辣椒素的 1/1000）也在"管理"着这个电位通道。于是，他们让身体里没有棕色脂肪或检测不出棕色脂肪的志愿者每天吃 9 毫克辣椒素酯，连吃 6 周。

研究结果表明，这些志愿者身体里的棕色脂肪变多了，白色脂肪减少了。这就说明，多吃些辣椒，"欺骗"一下身体，让身体以为自己"感冻"了，也能增加棕色脂肪。

3. 通过运动激活

如果既不想"感冻"，也不想吃辣椒，又想激活棕色脂肪，还有别的方法激活它吗？有的。这个方法就是运动。

有一项研究发现，让白色脂肪变成棕色脂肪，与一种鸢尾素（一种激素）有关。运动会增加肌肉细胞的一种特殊蛋白质 PGC-1α 的含量，从而增加鸢尾素在血液里的水平。鸢尾素和白色脂肪细胞表面的一种受体结合，可以迫使白色脂肪细胞变为棕色脂肪细胞。这一推论通过实验得到了证实。

 栾杰医生 小 讲 堂

Q 读者　　激活棕色脂肪，还有其他益处吗？

A 医生
梦之队

第一，稳定血糖，增强胰岛素敏感度，有利于预防、改善和治疗糖尿病。

第二，改善和促进骨骼健康。

第三，促进脂联素分泌，可以抗炎、调节新陈代谢、预防糖尿病、延长寿命。

第四，促进鸢尾素分泌，可以提高胰岛素敏感度、促进肌肉增长、延长寿命。

05 超模推荐的超高效拳击减肥运动

主讲专家：中韩超模大赛季军、明星私人教练李霄雪

时下，拳击已经成为很多明星和超模最喜欢的减肥运动之一。拳击运动不仅能减肥燃脂，对塑造身体形态、提高免疫力也有很大的帮助。

拳击运动量大，减肥减脂效果较明显。相关研究显示，练习拳击 1 小时大约会消耗 700cal 热量。拳击运动对减肥瘦身、提高身体素质和精力都有非常好的实际效果。

拳击步伐灵便，变化多端，进行拳击训练可使女生小腿变细、臀位变高而使下肢显长。除此之外，肩臂肌肉、肌腱都能够得到适当锻炼。

★拳击是燃脂、降脂超有效的运动方式★

拳击的运动强度一般要比跑步、快走大很多。相比于其他健身运动，单项的关节运动消耗的热量和参与的肌肉群太少，所以可以消耗的热量有限，而拳击是一项需要全身参与的运动，会消耗更多热量。

当两人同台竞技，拳脚相搏时，别人打你，你总要还手，这样人的主观能动性、交感神经兴奋性提高，肾上腺素的分泌一直处于高强度、高紧张状态，人就更容易互相击打，以此消耗更多热量。

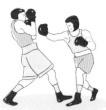

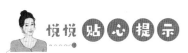

悦悦 贴心提示

运动 1 分钟后，不能连贯说出 20 个字以上，就属于运动合格，达到了燃脂强度。

★练习拳击的注意事项★

1. 不要用尽全力

初次练习拳击的人一般会用手臂和肩膀肌肉的力量来出拳，这好像没什么问题，但是如果每一拳都很用力，可能刚打几分钟就没力量了。

为什么电视上看到的拳击运动员打拳很潇洒、有观赏性？因为他们用脚蹬转身体，主要用下肢发力，而胳膊和拳头只需要顺势打出去。

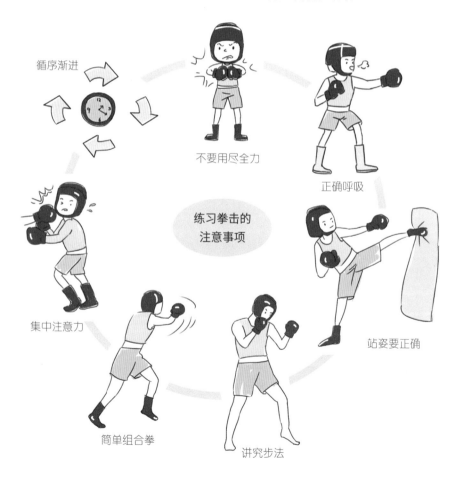

循序渐进

不要用尽全力

正确呼吸

练习拳击的
注意事项

集中注意力

站姿要正确

简单组合拳

讲究步法

2. 正确呼吸

练习拳击时，出拳时应呼气。正确地呼吸，能帮助你保持体力，进行较长时间的训练。

3. 站姿要正确

无论是双人对打练习还是打沙袋，都要保持正确的拳击姿势，这能让你的出拳更有力，防御更有效。此外，正确的站姿还能使身体保持更好的稳定性、灵活性、机动性和平衡性。

4. 步法

好的步法对于防守和进攻都至关重要，它是拳击中最重要的技术之一。这一点，拳击教练会向你明确说明的。

5. 简单组合拳

对初学者来说，学习几个简单的组合拳就可以，即可以先主要学习 3 ~ 4 个动作，当慢慢熟练之后，再学习更复杂的组合拳。质量比数量重要，因此专攻学习 4 ~ 5 个组合类型更好。

6. 集中注意力

在拳击擂台上，失去注意力就意味着挨打。对手可是在时刻找机会击倒你。因此，在平时的训练中，要懂得时刻保持专注力。

7. 循序渐进

任何运动都要循序渐进，拳击运动也是如此，要逐渐增加训练时间，提高训练难度。

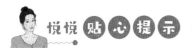

悦悦 贴 心 提 示

拳击训练作为健身的一种方式，淡化了实战对抗，加强了健身功效。挥拳、出击、防守、反击，用大脑指挥打拳，用打拳获得健康。其实，与人们的传统认知相反的是，女性比男性更适合进行拳击训练，这是因为女性的身体天生就比男性柔软，协调性也更好。

一般来说，只要觉得体能尚可支持练习拳击，任何年龄段的女性都可以进行拳击训练。进行拳击训练时，更多的是利用腹部及呼吸来控制，这样就可以提升对手臂、大腿及腹部的塑形效果。

 李建平医生 小讲堂

Q 读者

经常练习拳击运动，对身体有什么好处吗？

A 医生 梦之队

1. 保持心脏健康

良好的拳击训练会让人气喘吁吁，增加心脏泵血的速度和能力。心脏跳动的加快会增强心脏的肌肉力量，进而降低心血管并发症，如心脏病发作和中风的风险。

2. 有助于减压

有研究充分表明，拳击运动有助于减轻身心压力和紧张度。拳击可以减少应激激素如皮质醇的分泌，增加内啡肽（这是让身体感觉良好的化学物质），进而缓解压力。

3. 燃脂持续时间更长

做完拳击运动的 1 小时后，身体未来 35 小时的代谢率是平时代谢的 9 倍，燃脂持续时间更长。因为在打拳的过程中，全身肌肉都呈紧张收缩状态，注意力特别集中，这时是靠神经反应来控制全身肌肉在打拳。

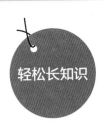

轻松长知识

西红柿减肥法，低脂低卡又饱腹

　　西红柿含有丰富的果胶与膳食纤维，能很好地吸收体内多余的脂肪，并排出体外，减少体内脂肪的堆积。

　　西红柿还能让人有饱腹感，有效控制食物的摄入量。

　　西红柿中含有大量的番茄红素，可以有效抗氧化，提高代谢速度。100g西红柿仅含 15cal 热量，可有效降低身体对热量的吸收，减少体内脂肪。另外，由于西红柿酸酸甜甜的味道，可刺激味蕾，并促进胃液分泌，促进胃肠蠕动，提高脂肪燃烧的速度。

西红柿减肥食谱

　　瘦身效果：1 周瘦 5kg。

　　早餐：西红柿 1 个，水煮鸡蛋 1 个，水果 1 个。

　　午餐：西红柿 1 个，水煮鸡蛋 1 个，去皮鸡胸肉或鸡腿肉或水煮鱼 1 份，全麦面包 1 片，水果 1 个，茶或黑咖啡 1 杯。

　　晚餐：西红柿 1 个，胡萝卜或水煮芹菜适量，全麦面包 1 片。

功效分析

　　西红柿是热量很低的减肥佳品，含有丰富的水分和膳食纤维，不仅让人容易有饱腹感，还可以促进排出代谢废物。

　　各种西红柿减肥法，比如晚间西红柿减肥法、黄瓜西红柿减肥法等都有一定的减脂效果，享受美食的同时也能轻松吃出苗条身材。

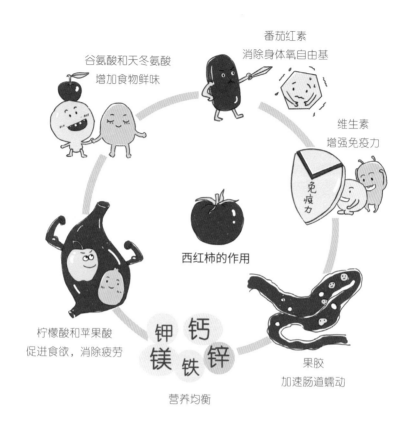

谷氨酸和天冬氨酸
增加食物鲜味

番茄红素
消除身体氧自由基

维生素
增强免疫力

西红柿的作用

柠檬酸和苹果酸
促进食欲，消除疲劳

钾 钙
镁 铁 锌

果胶
加速肠道蠕动

营养均衡

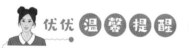

优优 温馨提醒

平时如何选购好的西红柿？

西红柿的颜色来自果实中的番茄红素、胡萝卜素等天然色素，含量越高，颜色越深。因此，建议大家选择自然成熟的西红柿。应季蔬果不仅糖分含量高，香味物质多，而且各类维生素的含量也更高。所以，建议购买当季新鲜的西红柿。

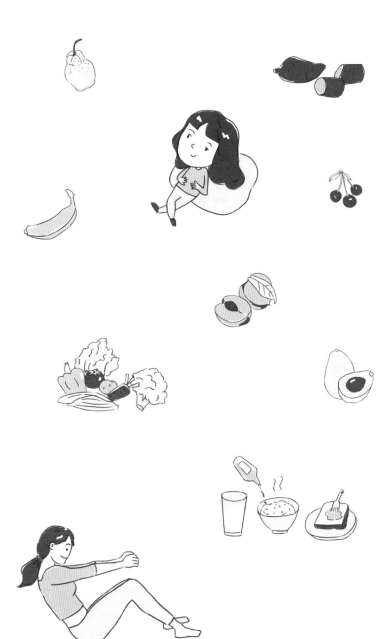

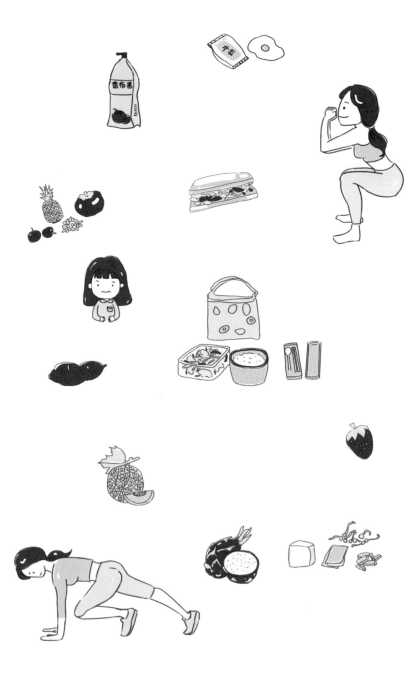